Anne Kahlisch

77 Arbeitsideen für den Besuchs- und Therapiehundeeinsatz

Kynos

© 2015 KYNOS VERLAG Dr. Dieter Fleig GmbH
Konrad-Zuse-Straße 3, D-54552 Nerdlen/Daun
Telefon: 06592 957389-0
www.kynos-verlag.de

Grafik & Layout: Kynos Verlag
Gedruckt in Lettland

7. Auflage 2026

ISBN 978-3-95464-317-2

Bildnachweis: Alle Bilder Anne Kahlisch außer Titelbild Nadine Baerwald; S. 15 Andreas Blümel; S. 39, S. 64, S. 73 rechts und S. 79 Carola Gerloff; S. 43 Sara Braune; S. 81 Melanie Krüger; S. 85, S. 111 oben, S. 114 und S. 135 rechts Ines Möbius; S. 93 Susann Leumer; S. 95 und S. 113 Mitte Kerstin Schramm; S. 101 Susann Schielinski; S. 169 Elisabeth Stadler, S. 185 Manduca Art (Facebook)

Mit dem Kauf dieses Buches unterstützen Sie die
Kynos Stiftung Hunde helfen Menschen
www.kynos-stiftung.de

Inhaltsverzeichnis

Vorwort

Hunde motivieren, schenken Lebensfreude und sind dadurch zu wertvollen Begleitern in Besuchsdiensten und Therapien geworden. Die tiergestützte Arbeit mit Hunden etabliert sich in pädagogischen und therapeutischen Arbeitsfeldern zunehmend als eine wirkungsvolle, anerkannte Methode. Wissenschaftliche Arbeiten und Studien zu Effekten der Mensch-Tier-Beziehung sowie zu tiergestützten Interventionen und eine zunehmende Professionalisierung der tiergestützten Arbeit tragen zu dieser positiven Entwicklung maßgeblich bei. Gleichzeitig geben diese Erkenntnisse wichtige Hinweise für den methodisch-didaktischen Einsatz der Hunde.

In den letzten Jahren ist eine weitere positive Entwicklung zu verzeichnen. Das Wohl der Besuchs- und Therapiebegleithunde rückt in den Fokus von Wissenschaftlern und Praktikern. Art- und tierschutzgerechte Ausbildungsmethoden, die Vermeidung von Stress und Überforderung sowie eine sichere Bindung zwischen Hund und Hundeführer sind wichtige Gütekriterien tiergestützter Arbeit.

Für die praktische Arbeit bedeutet das, für jedes Mensch-Hund-Team individuell passende Übungen und Aufgaben zu finden, die sich an den Stärken und Vorlieben des jeweiligen Hundes orientieren. Nur ein freudig, motiviert arbeitender Hund wird bei dem Patienten/Klienten ebenfalls positive Emotionen auslösen.

Die Autorin stellt in diesem Buch eine Sammlung von verschiedenen Ideen für die tiergestützte Arbeit mit Hunden vor. Eingangs gibt sie wichtige Hinweise zu organisatorischen Rahmenbedingungen sowie der notwendigen Ausbildung des Mensch-Hund-Teams. Dieses Buch enthält eine Vielzahl von Anregungen zur tiergestützten Arbeit mit Hunden, sodass für jedes Mensch-Hund-Team etwas Passendes dabei sein kann.

Nach der Lektüre der vielfältigen Spielideen ist es die Aufgabe jedes Hundeführers, diejenigen Übungen herauszusuchen, die den Fähigkeiten und Vorlieben seines Hundes entsprechen. Überlegen Sie dazu, welche

Tätigkeiten Ihr Hund gerne ausführt und entscheiden Sie sich dann für eine Methode, die hierauf aufbaut. Seien Sie beim Training achtsam und beobachten Sie die Reaktionen Ihres Hundes genau. Er wird Ihnen zeigen, an welchen Übungen er Freude hat. Nach gelungenen Trainingseinheiten können Sie diese Begeisterung mit in Ihre Tätigkeit als Besuchs- oder Therapiebegleithunde-Team nehmen und andere Menschen an der wunderbaren Arbeit mit Hunden teilhaben lassen.

Oldenburg, August 2014
Meike Heyer
(Autorin „Der Schulhund“)

Anmerkung zum Begriff „Therapiehund“/“Therapiebegleithund“

Als das Buch 2014 verfasst wurde, war der Begriff „Therapiehund“ noch üblich, inzwischen spricht man aber in Fachkreisen korrekt vom „Therapiebegleithund“. Wir haben diese Begrifflichkeit ab 2020 in die neuen Auflagen übernommen, uns aber aus Gründen der Vereinfachung dagegen entschieden, auch den inzwischen bekannten Titel des Buchs zu ändern, weshalb es weiterhin „77 Arbeitsideen für den Besuchs- und Therapiehundeeinsatz“ heißt.

Einleitung

„Viele Menschen bauen eine Mauer um sich herum auf, um niemanden in ihr Herz oder ihre Seele blicken zu lassen. Für andere Menschen sind diese Mauern oft unüberwindbar. So auch teilweise für mich als Logopädin, weshalb ich bei manchen Patienten auf der Stelle trete. Für Hunde sind die Mauern eher wie seidige Vorhänge, durch die man nur hindurch zu gehen braucht." (Nack (2013) S. 2)

Dieses Zitat steht am Anfang, weil es ein so schön bildlicher Vergleich für die Motivation von bestimmt vielen Hund-Mensch-Teams, wie auch mir, ist.

Ich bin seit 2002 mit insgesamt vier Hunden als Besuchs- und Pädagogenbegleithundeteam in verschiedensten Einrichtungen aktiv. Es war und ist für mich eine Herzenssache, von der ich absolut überzeugt bin. Als ich anfing, hatte ich als Studentin mit wenig Geld, das am Monatsende übrig blieb, nur wenig finanziellen Spielraum, um große Anschaffungen für die Einsätze zu tätigen. Daher entstanden eigentlich aus der finanziellen Not heraus viele kreative und kostengünstige Ideen für die Einsätze, die über das klassische „Besuchshundestreicheln" hinausgehen. Schon damals war es für mich interessant zu sehen, wie man über ganz einfache Spiele mit dem Hund eine ganzheitliche Förderung der Klienten erreicht. So suchte ich immer weiter nach neuen Ideen, die meinem Hund, mir und den Klienten Spaß machten. Diese Reihenfolge meine ich übrigens auch so: An erster Stelle sollte immer der Hund stehen, der Spaß an der Übung haben muss! Danach kommt der Mensch im Team – der immer hinter der Spielidee stehen muss, sonst kann er den Klienten auch nicht animieren, mitzumachen. Erst, wenn Hund und Mensch des Teams eine Idee gut finden, wird diese auch mit dem Klienten durchgeführt! Das schützt recht gut vor negativen Erlebnissen für alle Beteiligten.

Dieses Buch stellt Ihnen 77 verschiedenste Übungen und deren Variationen im Rahmen der tiergestützten Arbeit und Therapie vor. Alle vorgestellten Ideen sind in der Praxis erprobt und haben sich als durchführbar bewährt. Wie gerade beschrieben, konnte ich bis jetzt mit vier wundervollen Hunden zusammenarbeiten: Timmi, einem Cockermischling, Stella, einer Labradordame und Tobi, einem Border-Collie-Mischling und Suri, einer Collimischlingsdame – vier völlig unterschiedliche Hunde, die mich mit ihren ganz eigenen Interessen und Begabungen auch immer wieder vor neue Herausforderungen in der tiergestützten Arbeit bezüglich der Methodenwahl stellten. Jeder Hund hatte seine Lieblingsübungen und nicht jede hier vorgestellte Übung war beziehungsweise ist für jeden Hund geeignet gewesen. Es ist eine Sammlung, die Timmi, Stella, Tobi, Suri und ich in über fünfzehn Jahren Einsatz in der tiergestützten Arbeit zusammengetragen haben, ein Potpourri, in dem jeder Hund seine Übungen hat.

Bitte beherzigen Sie diesen Abschnitt auch für sich: Nicht alle Übungen wird Ihr Hund machen können und wollen und Sie vielleicht auch nicht – weil Sie manches vielleicht komisch finden oder es aber auch einfach nicht für Ihr Klientel geeignet ist. Stellen Sie sich mit diesem Buch Ihr eigenes kleines Methodenschatzkästchen zusammen, aus dem Ihr Hund, Sie und die Klienten dann immer wieder schöpfen können.

Ich lege mich in diesem Buch auf keine Zielgruppe bezüglich der Klienten fest, da es bei den Übungen hinsichtlich der Zielgruppen sehr oft Überschneidungen gibt. Ich möchte Sie als Leser des Buches dazu anregen und befähigen, meine allgemein beschriebenen Beispiele individuell auf die jeweiligen Einsatzgebiete anpassen zu können. Zur leichteren Orientierung geben Ihnen jedoch Piktogramme eine Orientierung, für welche Zielgruppen die jeweilige Methode eher geeignet beziehungsweise ungeeignet ist.

Alle Übungen in diesem Buch sind leicht verständlich und übersichtlich, unterstützt durch Piktogramme und Bilder, immer gleich aufgebaut, um eine möglichst leichte Übertragung von der Theorie aus diesem Buch in Ihre tiergestützte Arbeit zu ermöglichen.

Diese Ideensammlung ist ein rein praktisches und kein wissenschaftliches Buch, die Theorie wird hier nur sehr kurz angerissen. Jedoch finde ich ein solides theoretisches Grundwissen für die tiergestützte Arbeit sehr wichtig und möchte daher auf die entsprechende Literatur verweisen, die es bereits auf dem Markt gibt: Beetz, A.; Riedel, M.; Wohlfahrt R. (2018), Greiffenhagen, S. (2007), Olbrich, E.; Otterstedt, C. (2003), Otterstedt,

C. (2001 und 2007), Vernooij, M.; Schneider, S. (2018), Wohlfahrt, R.; Mutschler, B. (2017). Es ist empfehlenswert, mindestens eines von diesen Büchern im Schrank zu haben. Ein ausführliches Literaturverzeichnis finden Sie ab S. 190.

Jedoch sollte selbst das beste Buch nicht die Ausbildung, Betreuung und Anleitung eines Besuchs- oder Therapiebegleithundeteams durch einen erfahrenen Anbieter oder Verein ersetzen! Ich selber habe vor über siebzehn Jahren mit meinen Besuchen in einem Seniorenheim ohne jegliche Vorkenntnisse angefangen. Und ja – so sollte es nicht sein! Es tut mir heute noch in der Seele weh, wenn ich daran denke, wie ich vor den ersten Personen mit einer Demenz damals regelrecht davongelaufen bin, weil ich nicht wusste, wie man richtig mit ihnen kommuniziert. Heute weiß ich vieles mehr und mache einiges anders – auch dank stetiger Fort- und Weiterbildungen.

Meine anderen Bücher zur tiergestützten Intervention stellen eine sinnvolle Ergänzung zu dem vorliegenden dar. Im Buch „Tiergestützte Therapie in Senioren- und Pflegeheimen" (2012) liegt der Schwerpunkt in der Altenhilfe, wobei es in der „Ideenkiste Schulhund" (2017) und „Hunde in Kita und Vorschule" (2018) um den Einsatz von Hunden im pädagogischen Bereich geht. Alle Publikationen haben einen Theorieteil, welcher sich ausführlicher als in diesem Buch mit den Anforderungen an den hundegestützten Einsatz auseinandersetzt sowie leicht zu handhabende Übungssammlungen. Alle meine Bücher sind Ergebnisse jahrelangen Sammelns und Ausprobierens – eines halten Sie nun in der Hand!

Um eine einheitliche, leicht verständliche Terminologie zu verwenden, werde ich in diesem Buch in der männlichen Form schreiben, die besuchten Personen sind „Klienten", der Besuchs- oder Therapiebegleithund wird „Hund" genannt und die Person, welche die Einsätze durchführt, also Sie, werden auch direkt so angesprochen.

Nun wünsche ich Ihnen viel Spaß beim Zusammenstellen Ihres „Potpourris" und beim späteren Ausprobieren!

Ihre Anne Markgraf
geb. Kahlisch

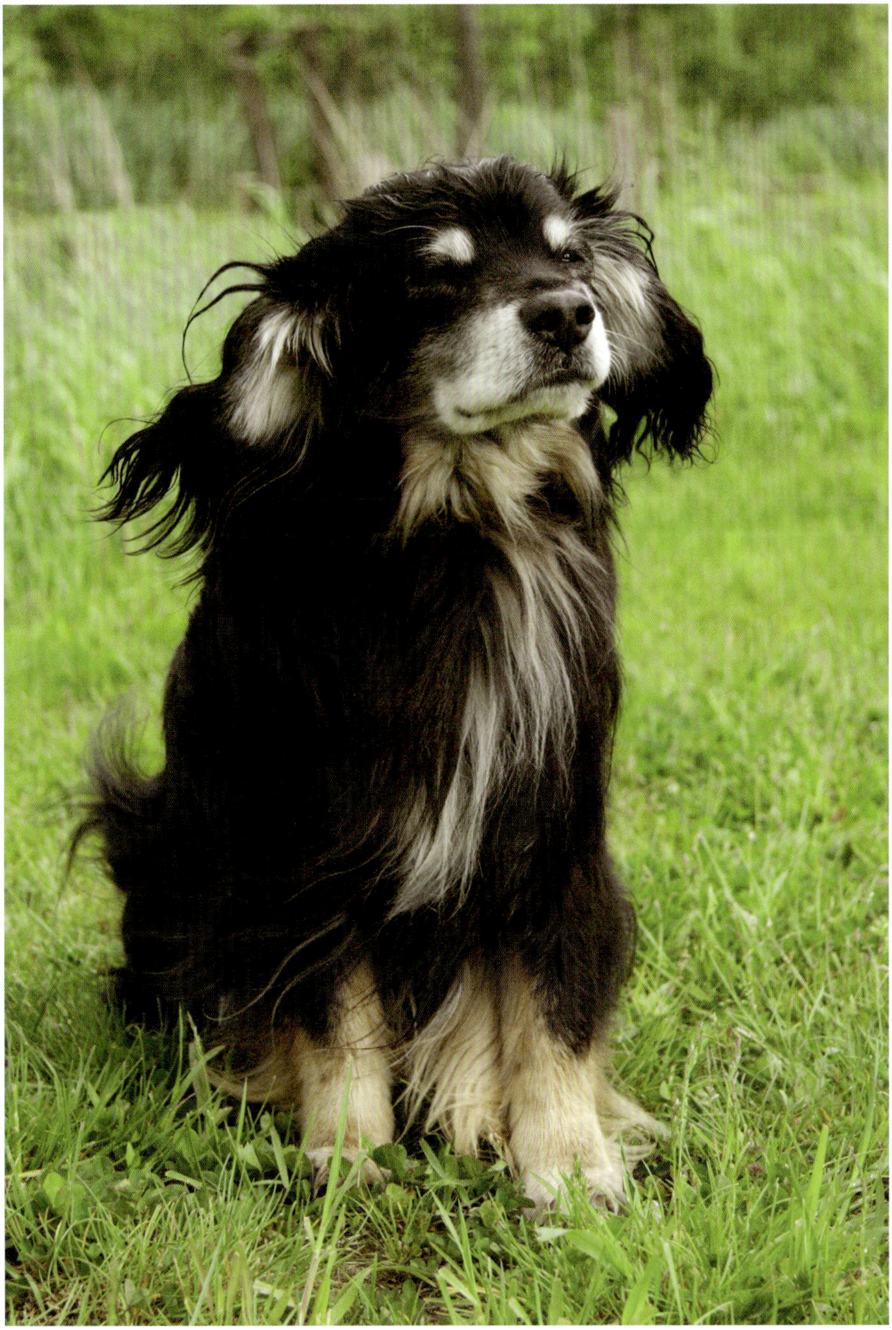

Wichtige Gedanken, bevor es losgeht

Die folgenden Ausführungen stellen lediglich eine kleine Einführung dar, die ganz und gar nicht den Anspruch auf Vollständigkeit hat. Für die „alten Hasen“ unter den Lesern wird wenig Neues dabei sein. Trotzdem möchte ich kurz einige grundlegende theoretische Ausführungen machen, die der Leser sich mit der genannten Literatur individuell vertiefen kann.

Ausbildung und Prüfung des Mensch-Hund-Teams

Die Prüfung von Hunden für den tiergestützten Einsatz ist in der Fachwelt ein durchaus strittiges Thema. Eine Ausbildung und Prüfung von Mensch-Hund-Teams für den sozialen Einsatz ist aus meiner Sicht unerlässlich – mindestens für alle Teams, die neu auf dem Gebiet der tiergestützten Arbeit sind. Nur durch eine entsprechende Ausbildung, Begleitung bei den ersten Einsätzen und auch später verfügbare Ansprechpartner vom Fach bekommt man einfach die Sicherheit, die man zum Beginn dieser Einsätze noch nicht haben kann. Neben dem Menschen sollte bei einer Schulung aber auch der Hund auf sein späteres Einsatzgebiet trainiert werden.

Die Angebote von Ausbildern schießen im Moment gefühlt wie Pilze aus dem Boden. Woran erkennt man aber einen guten Anbieter? Das ist pauschal schwer zu sagen, generell finde ich sowohl für Weiterbildungen zum Therapiebegleithundeteam als auch bei Besuchshunden folgende Aspekte für eine Ausbildung wichtig:

- Gibt es die Möglichkeit des Kennenlernens vor der Ausbildung? Das ist sehr sinnvoll, um die Eignung von Hund und Mensch auch in einem eher neutralen Umfeld außerhalb des tiergestützten Einsatzes festzustellen.

- Und gibt es ebenfalls die Möglichkeit, nach der Ausbildung Kontakt zum regelmäßigen Austausch zu halten? Werden interne Fortbildungen angeboten?

- Wie sind die Kenntnisse der Ausbilder/des Ausbilders – gibt es im Bereich der tiergestützten Arbeit entsprechende Erfahrungen und Fort- oder Weiterbildungen? Ist der Ausbilder auch in der Hundeausbildung kompetent – insbesondere in dem Bereich des Hundeverhaltens? Hat dieser mindestens den verpflichtenden Sachkundenachweis nach § 11 Tierschutzgesetz? Mehr ist natürlich absolut wünschenswert! Oft werden wenigstens zwei Ausbilder nötig sein, da es sicherlich selten ist, dass eine Person sowohl im tiergestützten als auch im hundetrainerischen Bereich entsprechende fundierte Kenntnisse und Erfahrungswerte besitzt. Diesen Punkt sollte man genau hinterfragen. Man sollte zudem nachfragen, ob der Anbieter nach Richtlinien arbeitet – hier sollte er zumindest einen der „Richtungsweiser" nennen können: – Pet Partners (ehemals Delta Society), IAHAIO, das Qualitätsnetzwerk Schulbegleithunde e. V., ESAAT, ISAAT oder TVT bezüglich der Empfehlungen im Merkblatt Nr. 131.4, eigentlich sollten aber alle bekannt sein.

- Gibt es eine Prüfungsordnung?

- Gibt es eine Eignungsprüfung und am Ende eine praktische und Theorieprüfung? Wird eventuell auch die Hundesachkunde nach einem anerkannten Test abgeprüft?

- Passt die Ausbildung zu dem späteren Einsatzgebiet?

- Werden sowohl Mensch als auch Hund (wenn vorhanden) geschult? Wenn ja – was passiert mit dem Hund während der Theorieeinheiten? Darf er dabei bleiben?

- Ist der Inhalt der theoretischen Ausbildung festgelegt? Man sollte auf jeden Fall etwas über die Einsätze lernen: Vorbereitung, Durchführung, Nachbereitung, Einsatzkonzept, Ziele, Rechtliches, Hygiene, typische Krankheitsbilder im Einsatzfeld beziehungsweise Besonderheiten im Einsatzfeld, aber auch sich selbst zu reflektieren, um sich und den Hund vor Stress zu schützen. Kynologisches Fachwissen wie zumindest erste

Hilfe, Erziehung und Körpersprache inklusive der Stress- und Überforderungssignale sollte ebenfalls Thema sein. Neben den festen Inhalten sollte aber trotzdem auch Zeit für den Austausch individueller Fragen sein.

- Sind Nachprüfungen vorgesehen? Das klingt erst einmal lästig, dient jedoch der Reflektion des Hundeführers und dem Schutz des Hundes vor Überforderung und Instrumentalisierung.

Obige Punkte sind auf universitäre Ausbildungen nicht eins zu eins übertragbar, da diese anders aufgebaut sind als Fortbildungen.

Empfehlenswerte Literatur für den Weg zu einem guten Therapie- oder Besuchshundeteam ist Röger-Lakenbrink, I. (2006) oder Müller, A.C.; Lehari G. (2011).

Vorbereitung und Ziele von Einsätzen

Einsätze als Besuchshund sollten, als Therapiebegleithund müssen, entsprechend der gesetzten Ziele vorbereitet sein. Im Vorfeld sind folgende Fragen hilfreich, um eine erste Reflexion vor dem eigentlichen Einsatz durchzuführen:

- Welche Stärken hat mein Hund?
- Was lässt sich davon besonders gut einsetzen?
- Welche Schwächen hat mein Hund?
- Was muss ich daher im Einsatz beachten?
- Welche Stärken und Schwächen habe ich?
- Was muss ich diesbezüglich im Einsatz beachten?

Otterstedt (2007, S. 344) formuliert bezüglich der Zielformulierung tiergestützter Arbeit folgende drei Basiselemente:

- Aufbau von Vertrauen
- Förderung des Selbstbewusstseins
- Entwicklung von Handlungsstrategien

Dies sollte meiner Ansicht nach sowohl im Besuchshunde- als auch im Therapiebegleithundebereich die Minimalanforderung bezüglich der Ziele für die Einsätze darstellen, welche dann bei Besuchshundeteams noch weiter untergliedert werden könnten, bei Therapiebegleithundeteams weiter aufgeschlüsselt werden sollten.

Vor ersten Einsätzen kann eine Checkliste hilfreich sein, um nichts zu vergessen, hier ein Beispiel:

Schnellcheckliste vor dem ersten regelmäßigen Hundeeinsatz:

- ☐ *Vorstellung Hund und ich – Qualifikationen? Versicherung, Erkennungsmerkmale des Teams*
- ☐ *Arbeitsanweisungen? Was ist gewünscht? Besuchsform? Wann und wie oft? Unterstützung durch das Personal?*
- ☐ *Personalmotivation und Aufklärung?*
- ☐ *Räume, die besucht werden sollen? Sperrzonen (neben Küche und Wäscherei)?*
- ☐ *Ruhezone für den Hund?*
- ☐ *Dokumentation? In welcher Form?*
- ☐ *Information über Einsätze für Besuchte / Erziehungsberechtigte / Bevollmächtigte oder Betreuer- Klienteneinwilligung?*
- ☐ *Aushang über Besuchstermine*

- ☐ *Information über Parasitenprophylaxe, Impfungen und medizinische Versorgung des Hundes – Aufklärung über mögliche Einsatzhindernisse, Hygienekonzept*
- ☐ *Vertrag oder Vereinbarung ausfüllen, Honorar oder Aufwandspauschale vereinbaren*
- ☐ *Ansprechpartner in Einrichtung (in Vereinbarung festgelegt)?*
- ☐ *Einsatzordner, der in der Einrichtung verbleibt, anlegen*
- ☐ *Selbstevaluation vorbereiten. Was kann ich verbessern? Das ist ein ständiger Prozess für einen selbst.*

  Fragen dafür können sein: Was lief gut? Was lief schlecht? Was kann ich tun, um die Situation für mich/den Hund und den Klienten zu verbessern? Welcher Zeitrahmen, welche Besuchsfrequenz, Leckerlibenutzung, richtiges und ausreichend Lob, Gehorsam des Hundes, eigene Methoden, Ruhemöglichkeit? Was hat gestört oder nicht so gut geklappt?
- ☐ *Ämter informiert (Veterinäramt, Gesundheitsamt, BGW, ggf. Schulamt, Jugendamt, etc.)?*

Diese Liste soll lediglich einen kurzen Überblick geben. Ausführlicher werden diese Punkte in meinen sonstigen Büchern (2012, 2017, 2018) abgehandelt.

Einsatzordner

Es sollte ein Einsatzordner angelegt werden, in dem alle einsatzrelevanten Dokumente zu finden sind. Dieser verbleibt in der (besuchten) Einrichtung, was gewährleistet, dass man bei Bedarf einen schnellen Zugriff darauf hat. Der Einsatzordner könnte wie folgt gegliedert sein:

Allgemeines

- Vertrag oder Vereinbarung
- Qualifikationsnachweise
- Flyer / Visitenkarte
- Kurzkonzept (wenn vorhanden)

Dokumentation

- Dokumentation

Belehrung

- Mitarbeiterbelehrung
- Information und Einwilligung der Klienten oder deren Vertreter

Hygiene

- Hygieneplan / Hygienekonzept
- Hygieneblatt (Protokoll Endo- und Ektoparasitenprophylaxe)
- (jährliche) tierärztliche Unbedenklichkeitserklärung / Gesundheitszeugnis, wenn vorhanden: Laboruntersuchungen
- Kopie des Impfausweises

Haftung

- Versicherungsnachweis
- Genehmigungen der beteiligten Leitungen und Ämter

Fortbildung

- Fortbildungsnachweise
- Aushang für die (besuchte) Einrichtung

Einsatzutensilien

Es gibt Utensilien, die bei den Einsätzen immer dabei sein sollten:

- Besuchshalsband oder Besuchsleine oder Kenndecke oder Geschirr (für die Zeit des Einsatzes)
- Bürste zum Ausbürsten vor dem Einsatz (Haarminimierung im Einsatzbereich)
- Wassernapf (immer Wasser bereitstellen!) und Wasserflasche wenn notwendig
- Decke 1 (Unterlage auf Bett und Stuhl)
- Decke 2 (für Ruhebereich)
- Decke 3 (als Arbeitsdecke für den Einsatz)
- Lappen, kleines Handtuch oder Feuchttücher (Reinigung von Klienten und Tischen), Desinfektionsspray wenn notwendig
- Schnauzentuch für den Hund, wenn notwendig
- Leckerlis und/oder Spielzeug (Motivation/Belohnung)
- bei Bedarf Material für die Förderung
- Kottüten

- Tasche, um alles zu verstauen
- Türschild, wenn notwendig

Keine direkten Utensilien, aber dennoch notwendig:

- Eintrag in den Einsatzordner
- Spaziergang vor und nach den Einsätzen

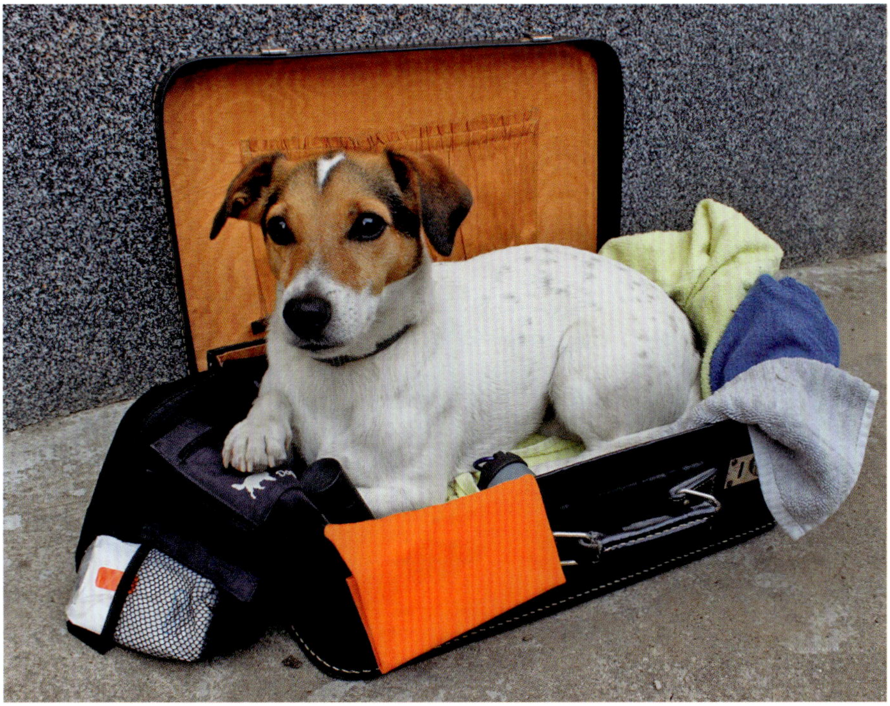

Kimba und ihr „Einsatzkoffer".

Schutz des Hundes: Einsatzdauer und Stresssignale

„Meine Hunde sind hauptamtlich glückliche Familienhunde und haben den schönsten Hundenebenjob der Welt.“ Das ist meine erste Antwort, wenn ich gefragt werde, was meine Hunde denn überhaupt so machen. Denn nur ein Hund, der in seine Familie eingegliedert ist, dort artgerecht gehalten und ausgelastet wird, ist ein glücklicher Hund. Wiederum kann nur ein glücklicher Hund, der sich wohlfühlt, unseren Klienten seine Lebensfreude effektiv weitervermitteln, sein Potenzial voll entfalten sowie damit einhergehend die Ziele erreichen, die wir uns vorgenommen haben!

Man sollte vor jedem Einsatz überprüfen, ob der Hund für diesen aktuellen Einsatz gesund und motiviert ist. Falls man hier zu einem „nein“ kommt, ist der Hund nicht einzusetzen und gegebenenfalls auf Alternativen (siehe ab S. 38) zurückzugreifen.

Ein Hund darf im Einsatz nicht institutionalisiert und über seine Kräfte hinaus eingesetzt werden. Daher sollten die Einsatzzeiten mit direktem Klientenkontakt zwischen 20 Minuten bis eine Stunde liegen. Nach einer Pause kann dann noch einmal die gleiche Zeit absolviert werden, wenn der Hund das kann. Das individuelle Pensum ist vom jeweiligen Hund abhängig, sollte aber im Rahmen der genannten Zeiten liegen. Der Hund sollte je nach individueller Belastbarkeit nicht mehr als zwei bis drei Mal pro Woche in den direkten Einsatz gehen. Siehe dazu zum Beispiel die Empfehlungen der TVT S. 10. Diese sehr gute und übersichtliche Auflistung zu den Kriterien für die Nutzung von Hunden im sozialen Einsatz aus tierärztlicher Sicht bietet die tierärztliche Vereinigung für Tierschutz e.V. mit einem kostenlosen Download an (TVT 2018).

Der Hund muss im Einsatz immer eine Rückzugsmöglichkeit (geschützte Liegefläche) und Wasser haben! Und er soll sich auch eigenständig dorthin zurückziehen dürfen.

Der Hundeführer muss zum Schutz seines Hundes ausreichend Wissen bezüglich der typischen Anzeichen für Überforderungssituationen bei Hunden haben, diese bei seinem Hund erkennen können und beim Auftreten dieser im Einsatz auch zu einem Abbruch bereit sein. Werden solche

Signale regelmäßig übergangen, kann es bei dem Hund zum Verlust seiner Motivation bezüglich der Einsätze kommen, bis hin zu unkontrollierbaren Reaktionen wie Aggressionen. Einige Hunde leiden jedoch auch still – sie bekommen zum Beispiel stumpfes Fell, Allergien oder Verhaltensauffälligkeiten, die nicht direkt mit den Einsätzen in Verbindung gebracht werden.

Einsätze sind immer ausgeschlossen, wenn:

- der Tierarzt eine Einsatzsperre verordnet und bei Einnahme von Antibiotika
- Lahmheit, Schlappheit oder sonstiges auf Krankheit hinweisendes Verhalten vorliegt
- eine frische Operation stattgefunden hat
- Durchfall oder Erbrechen vorliegen
- der Hund schlecht oder stark riecht (hat sich zum Beispiel in etwas „Leckerem" gewälzt)
- es zu sehr starkem Haarverlust, zum Beispiel beim Fellwechsel kommt (es ärgert Einrichtungen verständlicherweise, wenn Fellbüschel herumliegen)
- Hautkrankheiten, sehr starkes Schuppen, Pilz- oder Endo-/Ektoparasitenbefall vorliegen
- sehr frisch aufgetragene Spot-On-Präparate noch auf dem Fell zu sehen sind
- Hündinnen während der Hitze bluten oder sich im Verhalten verändern oder im Einsatz auf Rüden treffen würden

Einwilligungen, Hygiene, sonstige rechtliche Regelungen

Vorweg etwas Gutes: es gibt aktuell kein Gesetz und keine Verordnung, die den Hundeeinsatz in Einrichtungen des Gesundheitsdienstes oder der Pädagogik pauschal verbieten. Ein definitives Verbot für Tiere existiert nur im Küchenbereich! (nach Schwarzkopf 2015.)

Man sollte jedoch, um wirklich gut abgesichert zu sein, folgende unter S. 21 bereits erwähnte Punkte im Hundeeinsatz berücksichtigen:

- Hygieneplan und -blatt erstellen
- Mitarbeiterbelehrung durchführen
- Klienteneinwilligung einholen und idealerweise auch eine Informationsveranstaltung anbieten
- Dokumentation
- engmaschige tierärztliche Betreuung
- Versicherungsschutz gewährleisten
- wenn notwendig (zumindest immer bei durch Fachkräfte eingesetzten Hunden) Institutionen und Ämter informieren (BGW, Gesundheitsamt) sowie Genehmigungen einholen (Veterinäramt, bei Kindern ggf. Schulamt, Jugendamt etc.)

Wer den Hund beruflich nutzt, kann die Kosten für den Hund in der Steuererklärung veranlagen. Generell kann man für Besuchs- und Therapiebegleithunde versuchen eine Hundesteuerbefreiung zu beantragen, ob diese jedoch gewährt wird, ist noch von Stadt zu Stadt unterschiedlich. Das kann sich mit dem Urteil des Stuttgarter Verwaltungsgerichts in Zukunft in Deutschland eventuell ändern, allerdings stammt dieses interessante Urteil bereits aus dem Jahr 2005 (nach dem Urteil vom Stuttgarter

Verwaltungsgericht sind Hunde, die ausschließlich zur Einkommenserzielung beitragen, von der Hundesteuer zu befreien AZ 11K2382/04, gefunden bei dejure.org).

Ausführliche Schilderungen und Beispiele zur Mitarbeiterbelehrung, Vereinbarung, Hygieneblatt und Hygieneplan finden sich in meinem meinen anderen Publikationen (2012, 2017, 2018). Sehr empfehlenswerte Literatur zur Planung tiergestützter Einsätze aus hygienischer Sicht mit einem Hygieneplanbeispiel finden Sie zudem in Schwarzkopf (2015).

Nachbereitung und Evaluation

Sowohl ehrenamtlich Tätige als auch Fachleute sollten sich regelmäßig Gedanken über ihre Arbeit machen. Nach dem Einsatz sollte dieser immer evaluiert werden. Idealerweise wird das auch kurz in der Dokumentation mit aufgenommen – hier einige Beispielfragen nach Otterstedt (2007, S. 379):

- Wie traten Klient und Hund miteinander in Kontakt?
- Wie gingen Hund und Klient aufeinander ein, interagierten und kommunizierten sie miteinander?
- Bei Gruppenarbeit: Wie verlief die Interaktion und Kommunikation zwischen den Klienten?
- Wie verläuft die Interaktion/Kommunikation mit den sonstigen Fachkräften, wenn der Hund anwesend ist?
- Wie war die Gruppenstimmung am Ende der Einheit? Wie ging es dem Klienten, Hund und Hundeführer, Erzieher, Pfleger, Bevollmächtigten …?
- Wurden gesetzte Ziele erreicht? Wenn nicht, warum?
- Weitere Evaluationsfragen habe ich bereits auf S. 20 aufgeführt.

Umgang mit den Übungen

Sie haben dieses Buch gekauft, um neue Anregungen für Ihre praktischen Einsätze zu erhalten. Eingangs noch einige allgemeine Worte zu den Ideen:

Spielzeug, Leckerli, Stimme und Streicheln als Motivation und Belohnung

Die folgenden Übungen sind sehr unterschiedlich aufgebaut, alle können mit Leckerlis als Motivation und Belohnung für den Hund absolviert werden. Aber muss es denn unbedingt immer ein Leckerli sein? Alternativ ist es bei vielen Übungen auch möglich, ein Spielzeug einzusetzen. Bitte vergessen Sie auch nicht, dass es für Hunde sehr motivierend wirkt, wenn wir sie mit der Stimme motivieren und durch die Stimme und Streicheln belohnen. Sie sollten auf jeden Fall immer im Sinne der positiven Verstärkung arbeiten und keinen Zwang oder Druck ausüben.

Einige Gedanken zum Bedenken: bei sehr futtergierigen Rassen wie etwa meiner Labradordame kann die alleinige Nutzung von Leckerlis schnell zu einem nur noch futterkonditionierten Hund führen, der für seine Leckerli alles macht, ohne aber so gut wie nichts mehr. Wiederum könnten sehr arbeitseifrige Hunde, hier sei passenderweise mein Border-Collie-Mischling als Beispiel erwähnt, bei der alleinigen Nutzung des Spielzeuges (bei uns wäre es der Ball) diesen irgendwann nur noch fixieren und dabei alles andere aus den Augen verlieren. Auch das ist nicht sehr wünschenswert. Denn nicht Leckerli oder Spielzeug sollten beim Hund im Vordergrund stehen, sondern der Klient.

Gestalten wir die Übungen aber abwechslungsreich, mal mit einem Leckerli, mal mit einem Spielzeug, mal nur mit Worten und Streicheln als Belohnung, so wird das Risiko, dass sich der Hund im Einsatz langfristig nur noch auf eine Sache fixiert, stark minimiert. Wir erhalten uns einen Hund, der sich sowohl auf die Einsätze als auch auf den Klienten freut und jedes Mal gerne aufs Neue überraschen lässt, was Herrchen oder Frauchen sich heute wieder Tolles ausgedacht hat.

Wenn mit Leckerlis gearbeitet wird, kann man idealerweise die große Leckerliauswahl, die der Markt bietet, gleich mit für die Förderung nutzen. Denn es gibt viele verschiedene Formen, Farben, Leckerlis in Tierform, Gebäckknochen in verschiedensten Größen, aber auch unterschiedliche Strukturen und Gerüche.

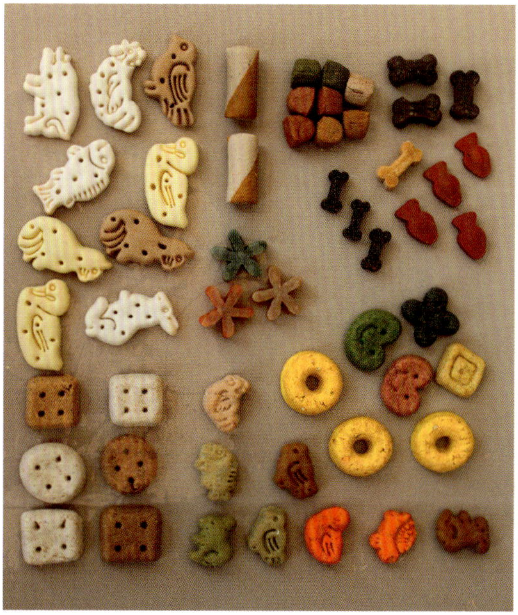

Eine kleine Auswahl verschiedenster Leckerlis in Gruppen zusammengelegt und verschiedenfarbige Aufbewahrungsgefäße zur Farbförderung.

Stellen Sie Ihrem Klienten zum Beispiel drei mögliche Leckerlis für die aktuelle Sitzung zur Wahl. Er soll diese benennen und sich dann diejenige Leckerliform aussuchen, mit der er heute den Hund belohnen möchte. Man kann die Leckerlis zudem noch in unterschiedlich großen oder farbigen Gefäßen aufbewahren, welche auch benannt werden sollen.

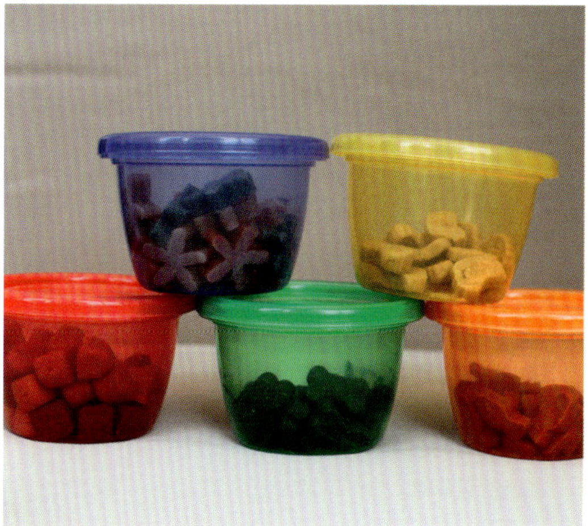

Leine ja oder nein?

Fast alle folgenden Ideen in diesem Buch können ohne Leine absolviert werden – wenn der Hund eine entsprechende Bindung zu seinem Menschen und einige Grundlektionen der Hundeerziehung erlernt hat.

Generell sollten Hunde auf langen Fluren oder in unübersichtlichen Räumen, wo der Mensch nicht überblickt, ob der Hund eventuell für jemanden zur Gefahr werden könnte (oder umgedreht) an der Leine sein.

Sind die Gegebenheiten im Einsatz jedoch so, dass man in einem übersichtlichen Raum oder Außengelände aktiv ist, indem es nicht zu unvorhersehbaren Kontakten mit anderen Personen kommen kann, ist das Arbeiten ohne Leine zu bevorzugen, sofern der Hund zuverlässig abrufbar ist.

Das Arbeiten ohne Leine hat für jeden Beteiligten im Einsatz Vorteile:

- Der Hund kann sich ungehindert zurückziehen, wenn er das möchte. Das ist eine große Ressource, der man immer Beachtung schenken sollte, denn so erhält man die Motivation des Hundes! Daher ist es auch empfehlenswert, neben der Arbeitsdecke des Hundes, wo er in der Einheit immer wenn nötig ruhig liegt und abwartet, auch eine Ruhedecke zu haben. Auf diese darf der Hund sich immer zurückziehen und wird dort auch immer in Ruhe gelassen!

- Der Klient erlebt, dass der Hund absolut freiwillig mit ihm arbeitet: „Er bleibt auch ohne Leine bei mir und hört auf mich.“ Natürlich kann es auch passieren, dass der Hund sich entzieht. Beide Reaktionen können bei dem Klienten durchaus Positives bewirken und neue Denkprozesse anregen. Die Erfahrungen der Klienten sind meiner Erfahrung nach ohne Leine in ihrem Erleben intensiver als die mit Leine. Erinnern Sie sich einmal zurück, wie Sie sich gefühlt haben, als Sie Ihren Hund die ersten Male zuverlässig ohne Leine laufen lassen konnten – waren da Gefühle wie Stolz, Zufriedenheit, Selbstbewusstsein und die Freude, einen so tollen Hund zu haben? Glenk wies 2014 in einer Studie nach, dass Hunde im Einsatz mit Leine erhöhte Stresswerte hatten, ohne Leine nicht.

- Und – Sie haben die Hand für andere Dinge frei!

Beginn und Ende der Übungen

Es ist von Vorteil für den Hund, den Klienten und Sie, wenn der Hund gelernt hat, die Übungen immer mit dem gleichen Ritual anzufangen und abzuschließen.

Empfehlenswert ist hier, dass der Hund gelernt hat, zuverlässig auf einer „Decke" (das kann auch ein Körbchen, Kennel oder etwas anderes sein) liegenzubleiben, bis er von Ihnen oder dem Klienten die Erlaubnis erhält anzufangen, zum Beispiel durch „Geh", „Nimm", „Los" oder „Ab". Hat er seine Aufgabe beendet, kann man ihm beibringen, dass er von sich aus gleich „Platz" oder „Sitz" macht und dann belohnt wird. Danach kann er bei Bedarf wieder auf seine „Decke" geschickt werden.

Auch dieser Ablauf hat Vorteile für alle Beteiligten:

- Der Hund weiß, dass er auf seiner Decke warten muss und spult sich nicht hoch. Zudem ist die Decke sein Rückzugsort, an den er sich jederzeit im Einsatz zurückziehen darf, wenn er es möchte. Die Decke ist für die Klienten tabu! Liegt der Hund hier, darf er nicht angefasst oder gerufen werden. Sie sollte am Rand des Raumes liegen, zusammen mit dem Wassernapf. Sie kann auch gezielt als Auszeitenplatz für längere Arbeitspausen genutzt werden. Wie bereits auf S. 22 erwähnt, ist es empfehlenswert, mit mindestens zwei Decken zu arbeiten. Eine als Arbeitsdecke während der Aktivität mit dem Klienten und eine als Ruhedecke, auf der ein Rückzug immer toleriert wird.

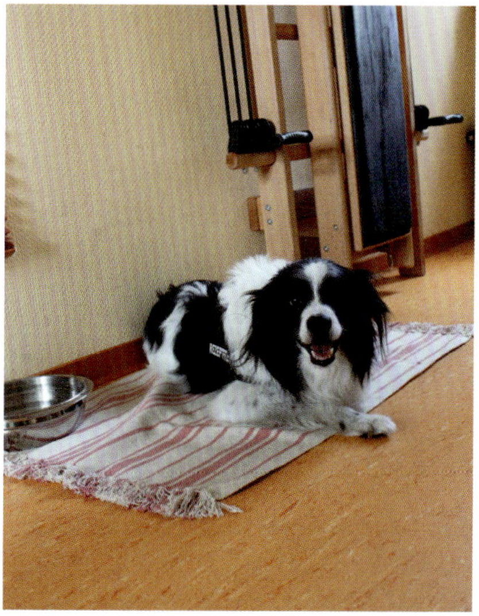

Tobi wartet auf seiner Arbeitsdecke.

- Der Klient kann sich in Ruhe auf Ihre Ausführungen konzentrieren. Bei Klienten, denen es trotzdem schwer fällt, sollte die Decke so platziert werden, dass sie für den

Klienten schwer zu sehen ist. Bei Übungen, in denen der Hund nicht eingesetzt wird, ist er trotzdem im Raum und hat auch dadurch eine Wirkung auf den Klienten.

- Sie können in Ruhe Ihre Übung erklären und vorbereiten, ohne dass der Hund bettelt und vielleicht schon verfrüht seine Aufgabe beginnt.

Angemessenheit der Methode und vorheriges Üben

„Man hilft den Menschen nicht, wenn man für sie tut, was sie selbst tun können."

(Abraham Lincoln)

Dieses Zitat drückt aus, was ich mit diesem Buch bei Ihnen erreichen möchte: Eine angemessene Aktivierung Ihrer Klienten. Mit angemessen meine ich, dass Sie unter den jeweiligen Varianten der einzelnen Ideen diejenigen aussuchen, welche Ihre Klienten nicht unter- oder überfordern. Probieren Sie sich aus, trauen Sie sich auch einmal eigene Abwandlungen der Beispiele zu probieren – seien Sie im Sinne Ihrer Klienten kreativ.

In dem Buch „Wenn es Schokolade regnet" von Sarah Zoutewelle-Morris, ist das Prinzip der kreativen Grundhaltung im Umgang mit Demenzkranken geschildert. Ich finde es ein sehr schönes Konzept und überwiegend sehr universell anwendbar – auch für andere Einsatzbereiche. Insbesondere steht es auch genau für das, was ich mir für die folgenden Ideen gedacht habe, daher möchte ich es an dieser Stelle entsprechend zitieren:

Die kreative Grundhaltung (...)

- begegnet dem betroffenen Menschen offen und hat keine vorgefasste Meinung über Potenziale und Defizite: sie ignoriert die Urteile anderer über seine Defizite und vertraut bei deren Einschätzung seiner Fähigkeiten auf ihr Gespür.

• würdigt und unterstützt die Potenziale und Fähigkeiten des Betroffenen.

• ist wachsam und richtet ihre Aufmerksamkeit auf den Betroffenen, das heißt seine momentane geistige Verfassung und den Zustand der Umgebung.

• reagiert flexibel auf die gegebene Situation.

• (…).

• entschuldigt sich, wenn sie nicht versteht, was die Person mitzuteilen versucht.

• spielt, probiert aus, macht mit.

• (…).

Diese Haltung führt zu: mehr Vertrauen, offenerem Umgang miteinander, längeren Phasen der Klarheit, ruhigerem, weniger erregtem Verhalten, mehr Eigeninitiative, besserem Gedächtnis, aktiver Teilnahme, Kommunikation, mehr Körperkontakten, erlernen neuer Fähigkeiten. (nach Zoutewelle-Morris 2011, S. 25).

Zweck dieser Aktivitäten ist:

• Kontakt herstellen und Aufmerksamkeit schenken,

• angenehme Zeit mit jemandem verbringen,

• Identität einer Person stärken und bewahren,

• jemanden animieren, seine vorhandenen Fähigkeiten zu nutzen und neue zu erlernen,

• ein Gefühl von Heimat und Normalität zu entwickeln.

Merkmale einer guten Aktivität:

- sie ist für die Person gedacht,
- macht beiden Seiten Spaß,
- entspricht Status, Alter und Geschlecht der Person,
- ist sinnvoll und nützlich,
- soll kein Misserfolg sein (nach Zoutewelle-Morris 2011, S. 43–45).

Piktogrammverzeichnis

Folgend möchte ich Ihnen kurz die Bedeutungen der Piktogramme erläutern. Diese gelten immer für die Grundübung, welche beschrieben wird, nicht für die davon teils sehr unterschiedlichen Variationen.

Förderbereichspiktogramme:

Um eine schnelle Orientierung zu den Förderbereichen der Übung zu geben, sind oben am Anfang jeder Übung alle der gängigsten Förderbereiche immer in der gleichen Reihenfolge in grau hinterlegt und die in der jeweiligen Übung hauptsächlich geförderten Bereiche dann entsprechend hervorgehoben.

Die Förderbereichspiktogramme sind eine grobe Unterscheidung der jeweiligen Förderbereiche, aus Platzgründen wurde sich hier auf die Oberbegriffe von möglichen Förderungen beschränkt. (Für die Dokumentation von Besuchshundeteams ist dies mehr als ausreichend, Therapiebegleithundeteams sollten ihre Dokumentation entsprechend ihrer Profession noch weiter aufschlüsseln.):

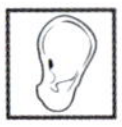 Hören/auditive Förderung

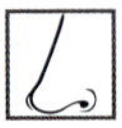 Riechen/olfaktorische Förderung

Fühlen/taktile Förderung

Sehen/visuelle Förderung

Mobilisierung des Unterkörpers

Mobilisierung des Oberkörpers

Förderung der Auge-Hand-Koordination

Förderung der Grobmotorik

Förderung der Feinmotorik

Förderung von Kooperation/Empathie

Anregung zum Sprechen

Handlungsplanung

Arbeitsgedächtnis und Konzentration

Zielgruppenpiktogramme:

Die Zielgruppenpiktogramme sollen einen schnellen Überblick über die generelle Eignung der beschriebenen Übung für die klassischen Zielgruppen im tiergestützten Bereich bieten. Diese stehen oben seitlich am Anfang jeder Übung. Ich habe mich hier auf vier Zielgruppen beschränkt:

für Kinder geeignet

für psychisch erkrankte Personen geeignet

für an Demenz erkrankte Personen geeignet

für Personen im Bett geeignet

Die Gruppen der geistig und körperlich beeinträchtigten Personen habe ich aufgrund der vielfältigen Krankheitsbilder nicht berücksichtigt. Eine Einordnung wäre hier sehr schwierig geworden. Insofern Sie mit Klienten aus diesen Gruppen arbeiten, wird es Ihnen trotdem nicht schwer fallen einzuschätzen, welche Idee für Ihren Klienten passt.

Je nach Eignung sind die Piktogramme nach dem Ampelsystem grün (sehr geeignet), gelb (beschränkt geeignet) oder rot (nicht zu empfehlen) eingefärbt.

Die Piktogramme sind als Richtungsweiser für Sie gedacht – es kann vorkommen, dass eine nicht zu empfehlende Übung für Ihren Klienten doch geeignet ist – oder umgedreht. Achten Sie auf Ihr Gefühl, wenn Sie denken, dass eine Übung für Ihren Hund, Sie und den Klienten passt – probieren Sie diese aus!

Durchführungspiktogramme:

Die Durchführungspiktogramme am linken Rand sind ebenfalls immer die gleichen und generell blau. Sie erklären die Durchführung der jeweiligen Übung:

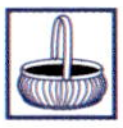

Das „Materialkörbchen“ gibt Auskunft über das benötigte Material.

Der „Pfeil“ gibt Auskunft über die Vorbereitung der Übung.

Das „Ausrufezeichen“ erklärt die Durchführung.

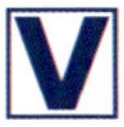

Das „V“ steht für die Varianten, hier werden Übungsalternativen erklärt.

Die „Uhr“ gibt die benötigte Zeit für die Durchführung an. Die Erste Zeit steht für die Zeit in Minuten bei einem Einzelbesuch, die zweite für die ungefähre Zeit bei einem Gruppenbesuch. Die Zeiten können jedoch je nach Klientel und Gruppengröße stark variieren, sie sind lediglich ein erster Richtwert zur groben Orientierung!

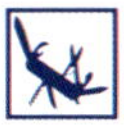

Materialtipp: wenn es zu der Übung interessantes Material oder gute Bücher gibt, wird das an dieser Stelle erwähnt.

Beispiele

... auch ohne Hund durchführbar

Jeder von Ihnen, der nur mit einem Hund arbeitet, kennt wahrscheinlich die Situation, dass der Hund durch Krankheit, Läufigkeit oder direkt nach Prophylaxemaßnahmen ausfällt und man so auch keine Besuche oder Therapie durchführen kann, da ja kein Zweit- oder Dritthund da ist.

Man kann in solchen Situationen zwar nicht direkt mit dem Hund arbeiten, aber es gibt auch viele Methoden, bei denen Sie einen direkten Bezug zu Ihrem Hund schaffen, ohne dass dieser wirklich anwesend sein muss.

Folgend sind daher Methoden beschrieben, welche Sie auch ohne Hund durchführen können. Mit anwesendem Hund sind die Übungen natürlich schöner, wobei der Hund bei diesen Ideen dann zwar anwesend ist, aber nicht aktiv mit einbezogen werden muss.

Aus Platzgründen wird in den folgenden Übungen nicht immer erwähnt werden, dass der Klient zum Beginn das Material befühlen, riechen, hören und beschreiben soll – insofern das zu dieser Übung passt. Das gilt natürlich auch für die ab S. 100 beschriebenen Ideen.

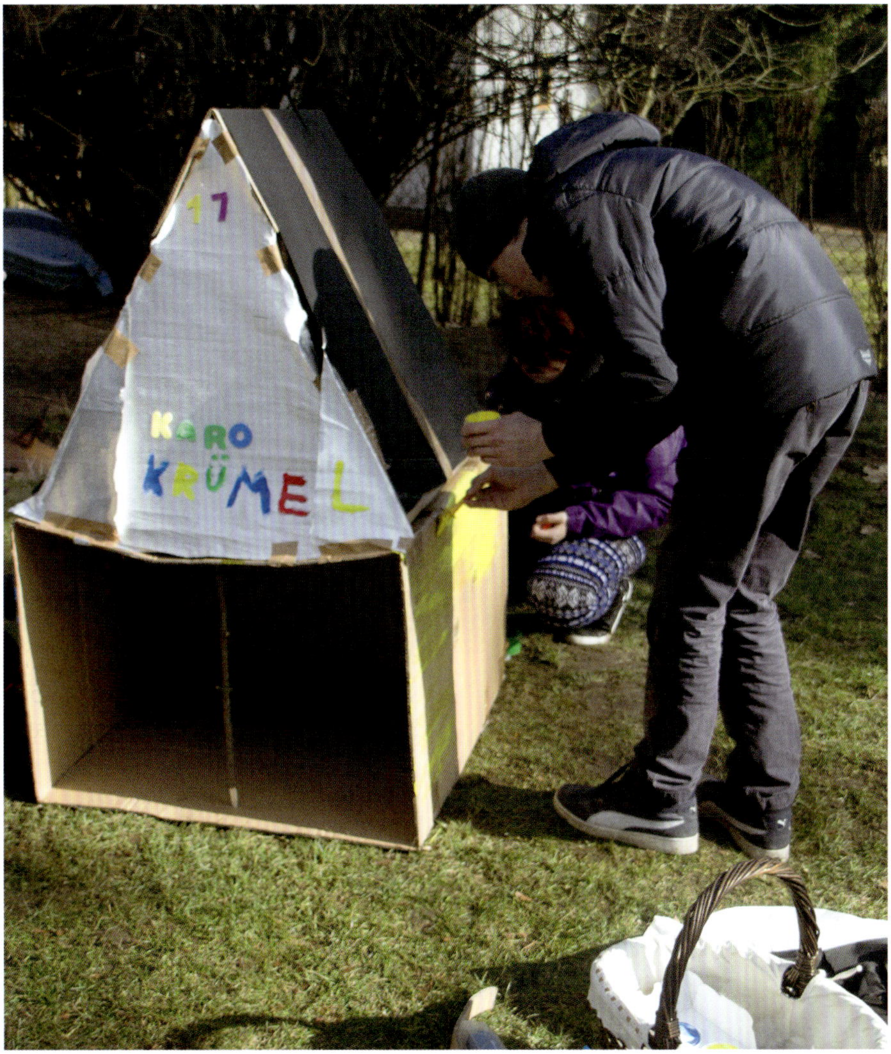
17
KaRO
KRÜMEL

1. Bücher ansehen

Alte und neue Hundesach- oder Fotobücher oder ein selbst gebasteltes Poesiealbum vom eigenen Hund

Die Bücher danach auswählen, was für den Klienten interessant sein könnte: Wie sahen bestimmte Hunde früher aus? Welche Aufgaben haben Hunde? Welche Rassevariationen gibt es bei der Rasse des Besuchs-/Therapiebegleithundes? Wie sieht/sah der eigene Hund aus? Bei dem Poesiealbum: Wie wohnt der Hund privat?

Das Buch hinlegen oder unter mehreren auswählen lassen und durch oben genannte Fragen zum Reden anregen. Ist der Hund dabei, auch Bezug zu diesem herstellen zum Beispiel durch Vergleiche des Körperbaus, des Felles, des Ausdrucks oder Gegenstände, die gleich sind: gleiches Halsband wie auf dem Foto etc.

- Anstelle der Bücher mit Postkarten oder Fotos arbeiten
- Bestellkataloge für Hunde durchblättern und gemeinsam darüber austauschen, was der Hundemarkt an sinnvollen und kuriosen Dingen zu bieten hat. Eventuell daraus auch ein Leckerli oder Spielzeug aussuchen lassen, welches dann für den Hund bestellt wird

10–30/15–30 min

Ein Buch mit tollen alten Hundebildern (allerdings überwiegend mit eher amerikanischen Zuchtlinien) ist „dogs“ (2007).

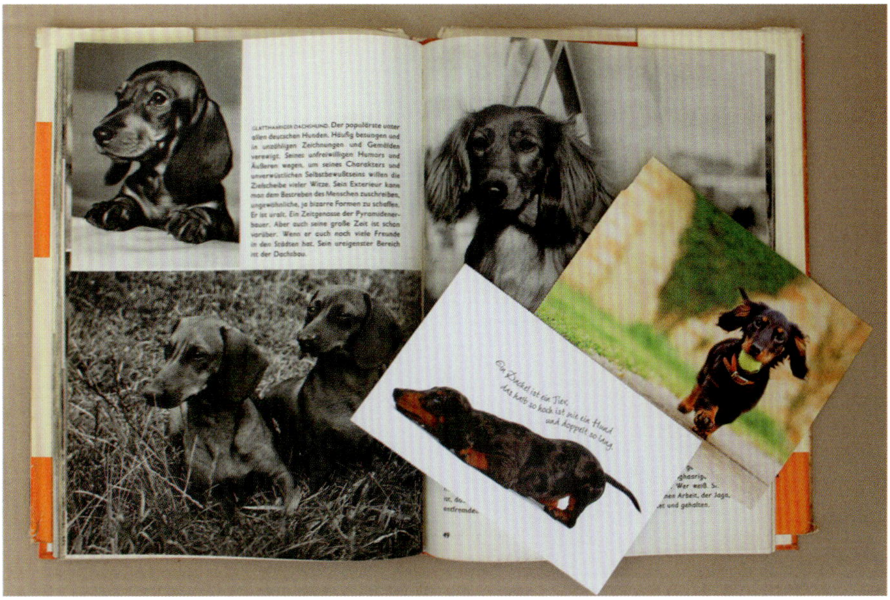
GLATTHAARIGER DACHSHUND. Der populärste unter allen deutschen Hunden. Häufig besungen und in unzähligen Zeichnungen und Gemälden verewigt. Seines unfreiwilligen Humors und Äußeren wegen, um seines Charakters und unverwüstlichen Selbstbewußtseins willen die Zielscheibe vieler Witze. Sein Exterieur kann man dem Bestreben des Menschen zuschreiben, ungewöhnliche, ja bizarre Formen zu schaffen. Er ist uralt. Ein Zeitgenosse der Pyramidenerbauer. Aber auch seine große Zeit ist schon vorüber. Wenn er auch noch viele Freunde in den Städten hat. Sein ureigenster Bereich ist der Dachsbau.
Ein Dackel ist ein Tier, das halb so hoch ist wie ein Hund und doppelt so lang.

Vergleich: der Dackel auf Postkarten von heute und in einem Buch von früher.

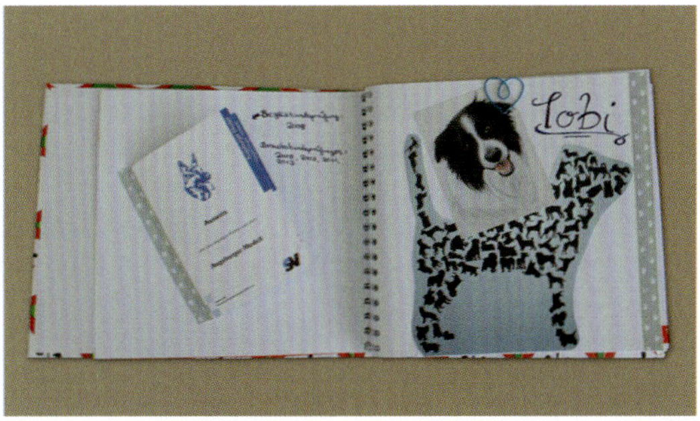
Lobi

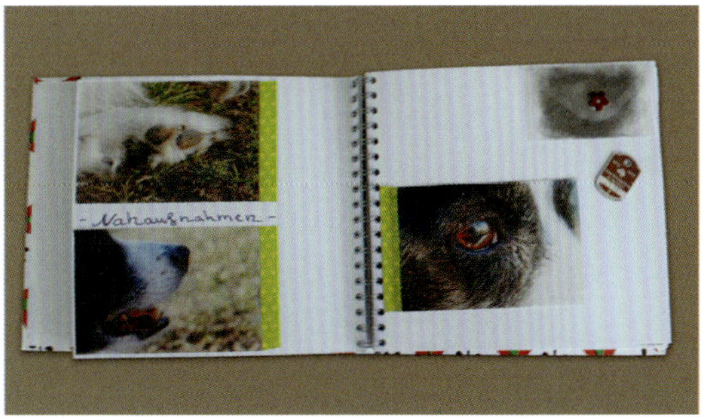
- Nahaufnahmen -

Impressionen eines selbst gemachten Poesiealbums. Ich habe hier darauf geachtet, dass es auch viele Möglichkeiten gibt, etwas anzufassen oder zu öffnen, um das Interesse aufrecht zu erhalten. Bei der Auswahl der Fotos muss der Hundeführer individuell entscheiden, wie viel er aus seiner Privatsphäre preisgeben möchte. Für die Klienten ist es aber immer wieder interessant, wenn sie auch etwas aus dem Privatleben „ihres“ Hundes erfahren dürfen.

2. Memoryspiel

Memorykarten – selbst gemacht oder online gestaltet

Sie benötigen „klassische“ Memorykarten – ein Motiv in zweifacher Ausfertigung. Das können auf Karton geklebte Fotos Ihres Hundes oder ausgeschnittene Bilder aus Zeitschriften und Katalogen sein oder ein über das Internet bestelltes und individuell gestaltetes Memoryspiel Ihres Hundes. Die Karten sollten verschiedene Motive des Hundes sein (beim Fressen, am Wasser, mit Hundekumpels, im Auto, im Körbchen, ...).

Wie beim klassischen Memory darf der Spieler zwei Karten aufdecken. Sind diese gleich, darf der Spieler diese behalten und ist noch einmal dran, sind die Karten unterschiedlich, ist der nächste Spieler dran.

Zur gezielten Förderung von Lage, Farbe, Mengen etc. kann der Hund auf den Karten zum Beispiel vor, neben, unter, hinter einem Stuhl sitzen; mit einem Ball, zwei Bällen, drei Bällen abgebildet sein; auf grünem Gras, auf roter Decke, im blauen Wasser, im gelben Rapsfeld sitzen.

Die Karten könnten die Klienten auch selber malen. Eine schöne Idee von Sara Braune aus Glauzig ist das Bemalenlassen von Steinen.

Eine schwierigere Stufe sind Bild-Zuordnungen, das heißt, es sind auf den Karten keine gleichen Bilder, sondern Abbildungen, die einander ergänzen, wie zum Beispiel: Bürste und Hundefell, Napf und Futter, Wasserhahn und Wassernapf, Leine und Halsband, Hündin und Welpen.

Bei Bild-Wort-Zuordnungen wird auf einer Karte das Wort als Bild abgebildet und auf der dazugehörigen Karte das Wort geschrieben.

Diese Übung ist gut kombinierbar mit 3. Softwürfel (eine Karte dafür nutzen), 8. berühmte Hunde (als Memorykarten), 32. Aufgabe aus dem Rucksack.

5–10/10–15 min pro Runde

Suchwort bei der Internetrecherche: Memory selber gestalten

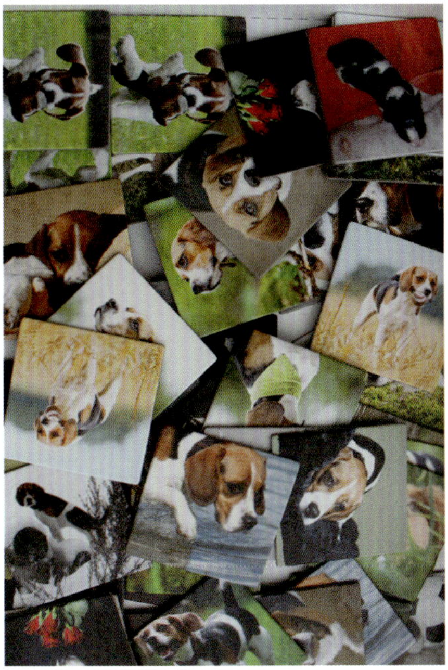

Ein online gestaltetes Memoryspiel von Malu in verschiedensten Situationen.

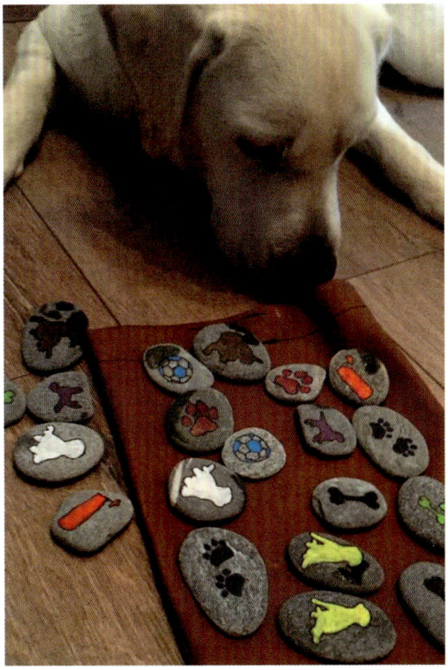

Henry inspiziert die von Klienten selbst bemalten Memorysteine.

3. Softwürfel

Ein Würfel mit durchsichtigen Taschen zum Einstecken von Karten. Diesen kann man kaufen oder selber gestalten, indem man auf einen gekauften Schaumstoffwürfel kleine Schutzhüllen klebt oder mit Klettband am Würfel und den Karten eine Verbindung herstellt.

Vorbereitung der Karten zum Einstecken. Diese können sehr vielfältig sein, je nachdem, was gefördert werden soll:

- Buchstaben von A–Z, aus denen Worte gebildet werden sollen, welche mit Hunden zu tun haben, oder Hunderassen benannt werden sollen
- Zahlenverständnis, zum Beispiel in Form von Hundepfoten, Spielzeug, Näpfen oder Hunden, welche in verschiedener Anzahl auf den Bildern vertreten sind
- Bilder aus dem Hundealltag
- Bilder von Hunderassen, bei Senioren: typische Hunderassen von früher
- Worte, aus denen Sätze zu Hundethemen gebildet werden sollen
- Wie unter 2. beschrieben, kann der Hund auf Farben sitzen oder Positionen zur Lagebestimmung zeigen
- Sprichworte zu Tieren, welche auf den Karten angefangen werden, aber von dem Klienten zu Ende gebracht werden müssen
- Hunderegelkarten, welche insbesondere Kindern den richtigen Umgang mit dem Hund aufzeigen

Die fertigen Karten werden in den Würfel gesteckt.

Der Hund kann auf das Würfeln trainiert werden, indem man anfangs Leckerli unter den Würfel legt und das Nehmen von Anfang an mit einem Signal wie zum Beispiel „Würfeln!“ belegt.

Der Würfel kann nun von den Klienten mit den Händen gewürfelt oder mit den Beinen geschossen werden. Die Karte, welche danach oben liegt, wird bearbeitet. Mit dem Softwürfel kann auch sehr gut am Tisch gearbeitet werden, hier ist es teilweise auch ausreichend, wenn er von einer Person zur anderen weitergereicht wird. Der Hund, wenn anwesend, kann den Würfel mit seiner Nase „würfeln“ und die Karte, welche sich danach wieder oben befindet, wird besprochen.

Hat man mehrere Würfel in unterschiedlichen Farben, kann man je Farbe andere Aufgaben hineinpacken. Der Hund entscheidet dann mit seinem Würfeln, welcher Würfel und somit welche Aufgabe bearbeitet wird.

Diese Übung ist gut kombinierbar mit 2. Memoryspiel (eine Karte hierfür nutzen), 8. berühmte Hunde (Karten nutzen) und 22. Hundequiz.

10–30/15–45 min sehr variabel! Je nach den Inhalten der Karten.

Suchwort bei der Internetrecherche: Würfel mit Stecktaschen. Nutzen können Sie zum Beispiel die Regelkarten des VDH-Hundespiels oder die Sprichwortbox von Gutensohn.

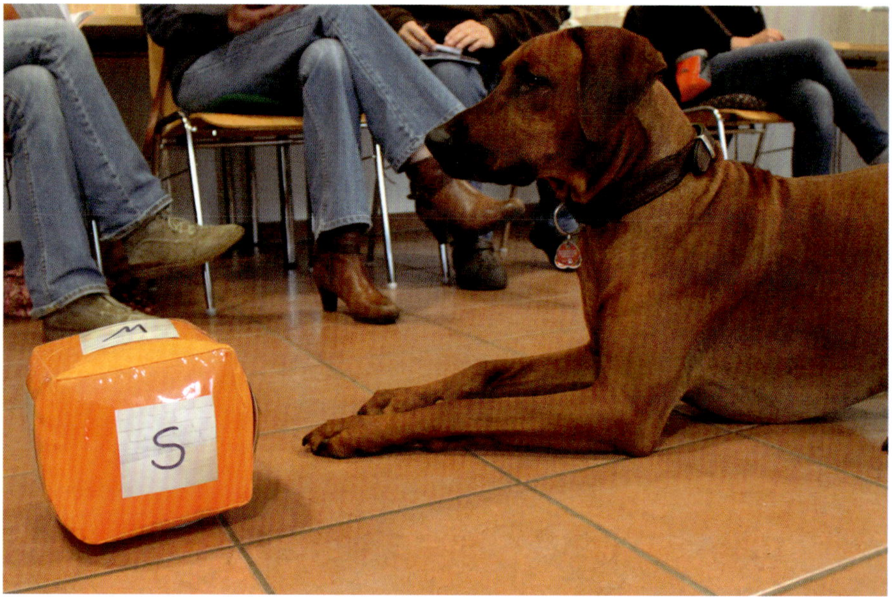

Wann darf ich endlich?

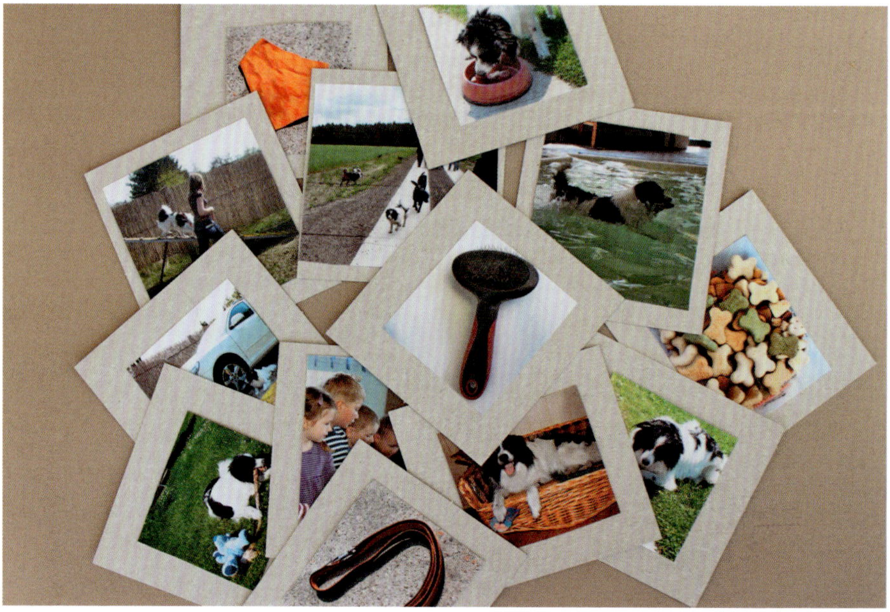

Karten mit Gegenständen aus dem Hundealltag.

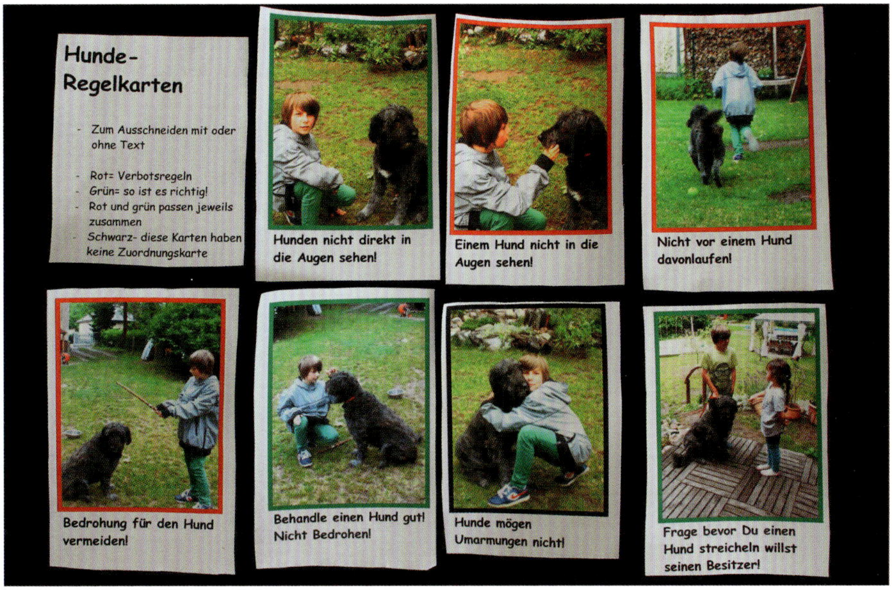
Hunde-
Regelkarten
- Zum Ausschneiden mit oder ohne Text
- Rot= Verbotsregeln
- Grün= so ist es richtig!
- Rot und grün passen jeweils zusammen
- Schwarz- diese Karten haben keine Zuordnungskarte
Hunden nicht direkt in die Augen sehen!
Einem Hund nicht in die Augen sehen!
Nicht vor einem Hund davonlaufen!
Bedrohung für den Hund vermeiden!
Behandle einen Hund gut! Nicht Bedrohen!
Hunde mögen Umarmungen nicht!
Frage bevor Du einen Hund streicheln willst seinen Besitzer!

Regelkarten eigenen sich besonders für die pädagogische Arbeit gut zum Befüllen. Hier sind einige selbstgestaltete Beispielkarten abgebildet.

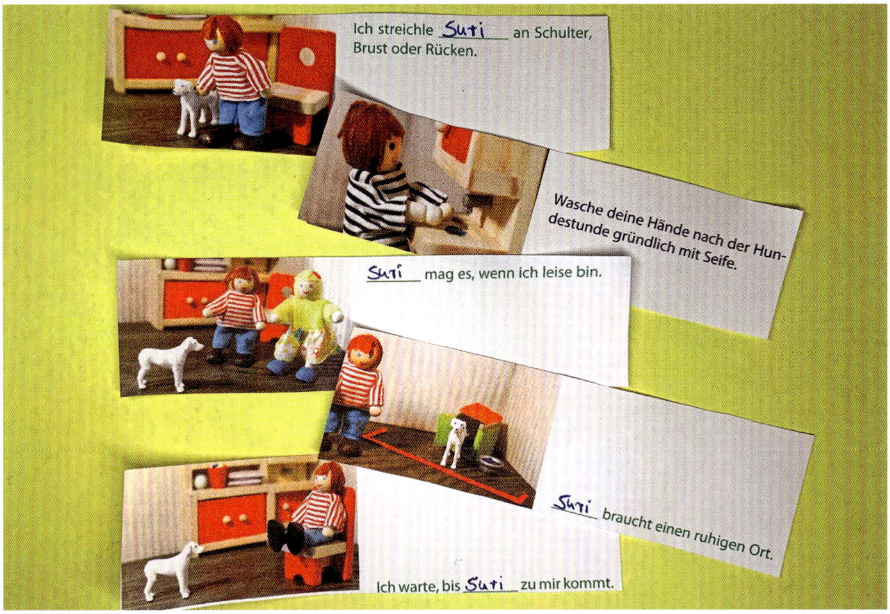
Ich streichle Suti an Schulter, Brust oder Rücken.
Wasche deine Hände nach der Hundestunde gründlich mit Seife.
Suti mag es, wenn ich leise bin.
Suti braucht einen ruhigen Ort.
Ich warte, bis Suti zu mir kommt.

Hier sind einige Regeln aus meinem Buch „Hunde in Kita und Vorschule“ zu sehen.

4. Memory 2D zu 3D

Man benötigt einige Hundespielzeugfiguren und Hundekuscheltiere.

Diese müssen einmal abfotografiert werden. Die Fotos werden dann auf Pappe geklebt oder man arbeitet direkt mit den Fotos. Diese sollten dann aber durch Klarsichtfolien geschützt werden, alternativ kann man die Fotos zum Schutz auch in die Schutzhüllen von Grußkarten stecken (siehe 25.).

Die Figuren und Kuscheltiere stehen auf dem Tisch, die Fotos liegen umgedreht darauf. Nun darf der Klient ein Foto aufdecken (alternativ kann auch der Hund, wenn anwesend, ein Bild apportieren) und soll das passende auf dem Tisch stehende Gegenstück dazu finden. Falls der Hund anwesend ist, können die Figuren mit dem Hund verglichen werden: Fellfarbe und Länge, Kopfform, Ohrenform, Größe, Rasse, bei Kuscheltieren vergleichen mit dem Fell des Hundes etc.

V

Anstelle der Hundefiguren kann man auch typische Dinge aus dem Hundealltag nehmen (siehe 27. Sachkunde 3: Gegenstände des Hundealltags).

5–15/10–20 min

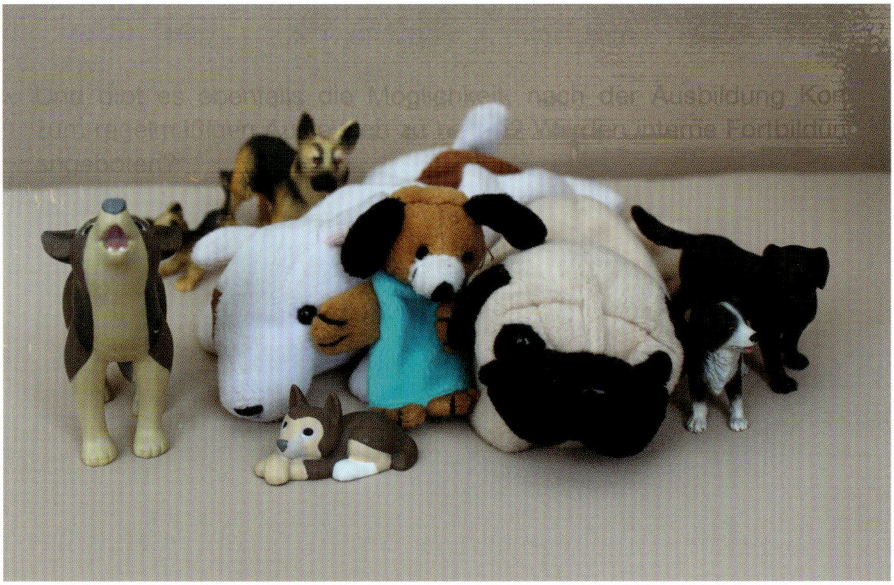

Die unterschiedlichen Figuren zum Anfassen, Befühlen und Besprechen.

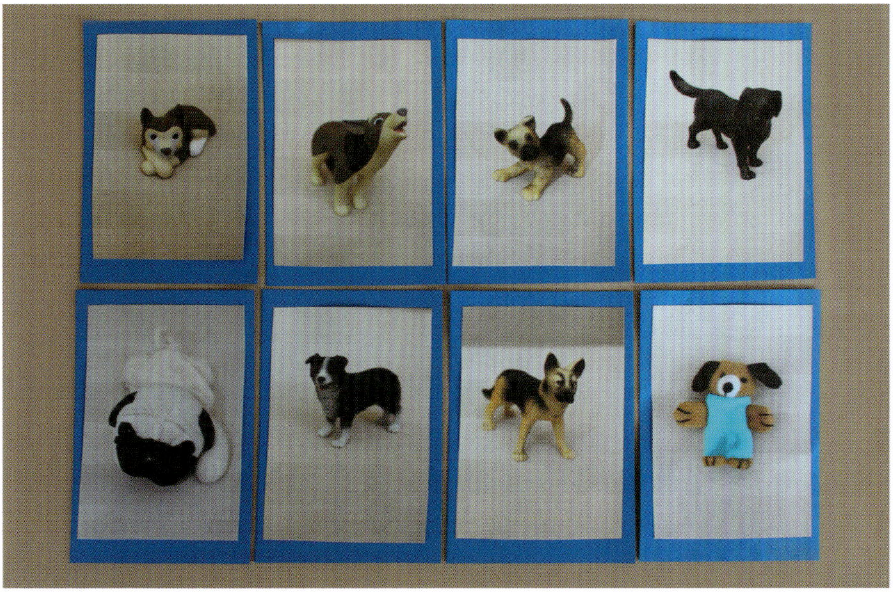

Die Zuordnungskarten, denen jeweils die echte Figur zugeordnet werden muss. Hier sind meine beiden Hunde (Labrador und Border-Collie-Mischling) natürlich auch dabei, ohne dass sie direkt anwesend sein müssen.

5. Fell-Hund-Memory

Fell von verschiedenen Hunden (zum Beispiel vom Hundefriseur) und eventuell Bilder von den Rassen, zu denen diese Fellproben gehören.

Bei dieser Übung ist es wichtig, vorher in Erfahrung zu bringen, ob der Klient den direkten Kontakt mit ausgekämmten und abrasierten Fell möchte. Man kann das Fell auch noch einmal in kleine transparente Tütchen packen, damit der Klient keinen direkten Kontakt zum Fell haben muss.

Der Klient bekommt die Proben und soll nun die Fellprobe des Besuchs-/Therapiebegleithundes herausfinden. Hier können Sie es einfach gestalten, indem Sie die Proben entsprechend auswählen. Haben Sie zum Beispiel einen braunen Labrador Retriever, kann man noch das Fell eines Golden Retrievers, das eines West Highland White Terriers und das eines schwarzen Labrador Retrievers dazupacken. Der Klient wird die Probe relativ einfach herausfinden. Packen Sie noch eine Probe eines Boxers dazu, wird es schon schwieriger.

Sie können den Klienten die anderen Rassen so bestimmen lassen oder legen entsprechende Rassefotos neben die Fellproben, um dem Klienten die Zuordnung zu erleichtern.

Der Klient kann die verschiedenen Felle erfühlen und Unterschiede feststellen.

Man kann erfragen, wozu ein Hund überhaupt Fell hat und warum das so unterschiedlich ist.

V

- Mit dem Fell einen Pinsel selber bauen und damit ein Bild malen
- Filzen und aus dem Filz etwas Schönes basteln
- Andere Tierarten dazunehmen, wie etwa: Schafswolle, Federn, Pferdeschweifhaar. Die Tiere sollen hier wieder richtig zugeordnet werden. Hier könnte man auch die Frage stellen, wofür das „Fell" von den Menschen genutzt wurde oder wird
- Kombinierbar mit 15. Fellhunde

5–10/10–15 min

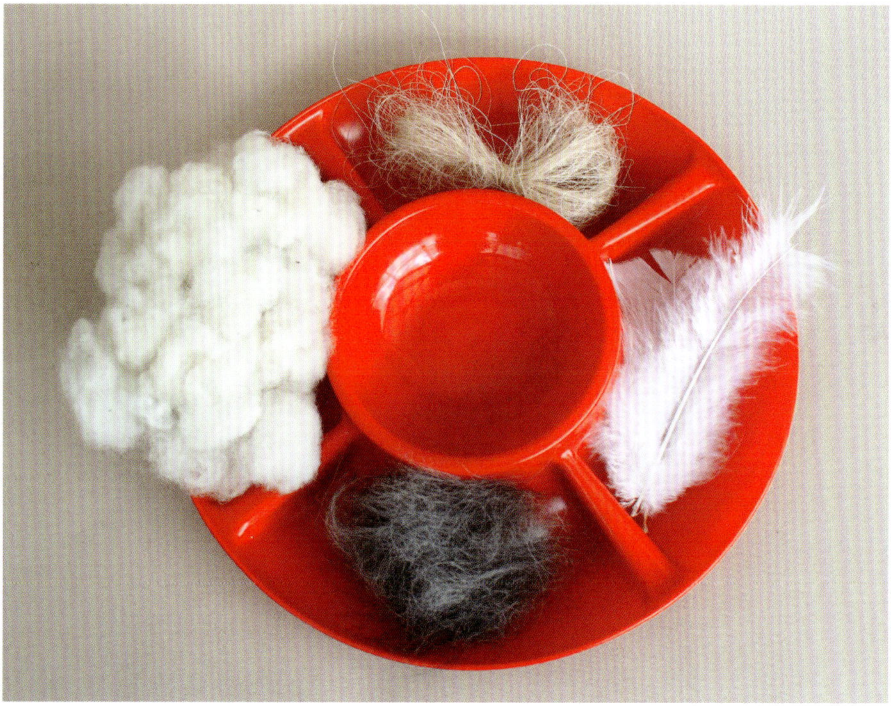

Ein Teller mit eher leichten Zuordnungen von Hund, Schaf, Pferd und Vogel.

6. Farbe-Duft-Memory

- 3–5 blickdichte Behälter (Joghurtbecher, Kaffeebecher, Becher von Babynahrung …)
- 3–5 stark duftende natürliche Materialien oder Öle (Minze, Lavendel, Vanille, Rose, Orange, Tanne, Zitrone …)
- 1 stark riechendes Hundeleckerli (Pansen …)
- Farbkartonblock

Behälter mit den Materialien füllen und die passende Farbe als Tonpapierblatt heraussuchen (Orange = orange; Minze/Petersilie/Schnittlauch/Moos = grün; Vanille/Zitrone = gelb, Lavendel = lila, Rose = rosa oder rot, Lakritz = schwarz, Lebkuchen = braun …).

Dazu dann noch das Hundeleckerli, dem die Fellfarbe des Hundes als Tonpapierfarbe zugeordnet wird.

Der Klient soll die Gerüche den Farben zuordnen, das weiße/braune/schwarze Papier (Tonpapierfarbe für den Hund) steht für einen Geruch der zu dem Hund gehört! Wenn der Klient alle Farben richtig zugeordnet hat, kann er dem Hund (wenn anwesend) sein Leckerli geben, oder es wird bis zum nächsten Mal für den Hund aufbewahrt.

- Danach alle Becher auf die Erde stellen und den Hund sein Leckerli suchen lassen
- Die natürlichen Materialien herausnehmen und erfühlen lassen
- Sammeln Sie die Duftzutaten vorher zusammen mit den Klienten.

10 min/20 min

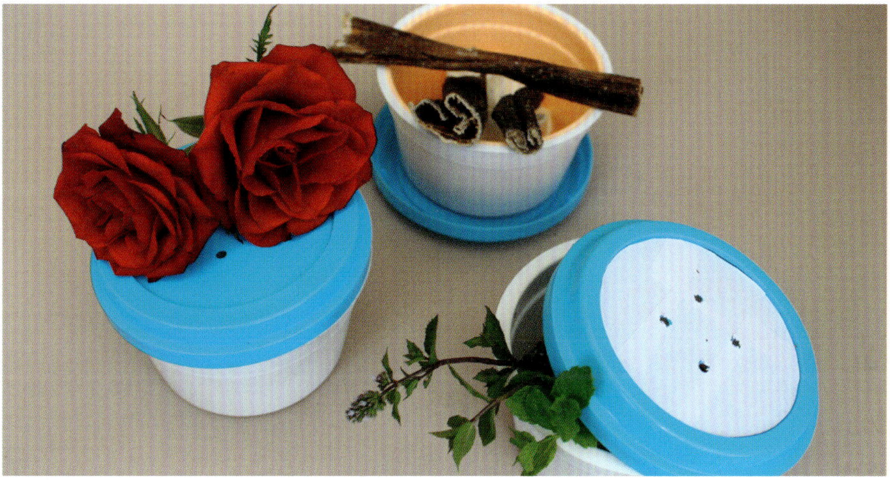

Die Düfte müssen blickdicht verpackt sein.

So geht es auch gut.

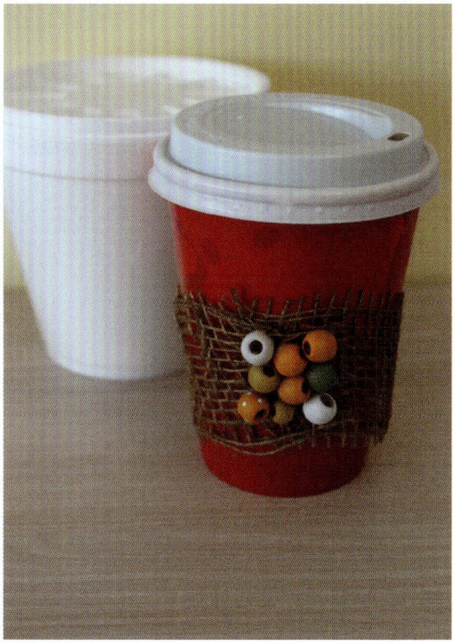

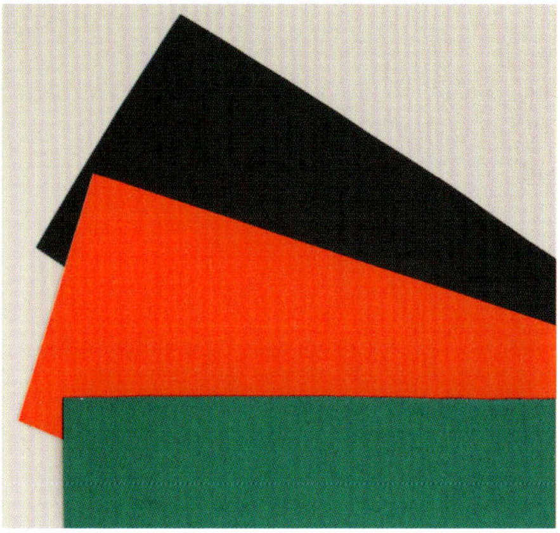

Anhand des passenden Tonkartons (rot = Rose, grün = Minze, schwarz = die Zuordnung zu dem in diesem Falle schwarzen Hund) werden die gerochenen Düfte einer Farbe zugeordnet.

7. Halber Hund

Eine Zeichnung eines Hundes – am besten Ihres Hundes oder der Rasse Ihres Hundes, welche zur Hälfte unvollständig ist

Zur Vorbereitung finden Sie schöne Vorlagen im Internet.

Der Klient soll den Hund zu Ende malen. Das machen auch Erwachsene gerne – es wird bei dieser Übung immer sehr viel gelacht. Kinder könnten das Bild danach noch ausmalen. Wenn der Hund anwesend ist, kann das Bild mit dem Hund verglichen werden: Ist die Rute etwas zu kurz, der eine Fleck zu weit hinten, oder gibt es gar nichts zu bemängeln? Diese Übung ist sehr beruhigend und kann sowohl am Tisch als auch auf dem Boden durchgeführt werden.

Nehmen Sie anstelle eines Bildes Fotos von Ihrem Hund, wo eine Hälfte fehlt und beendet werden muss.

5–15/5–15 min

Suchwort bei der Internetrecherche: Ausmalhund (plus die Rasse)

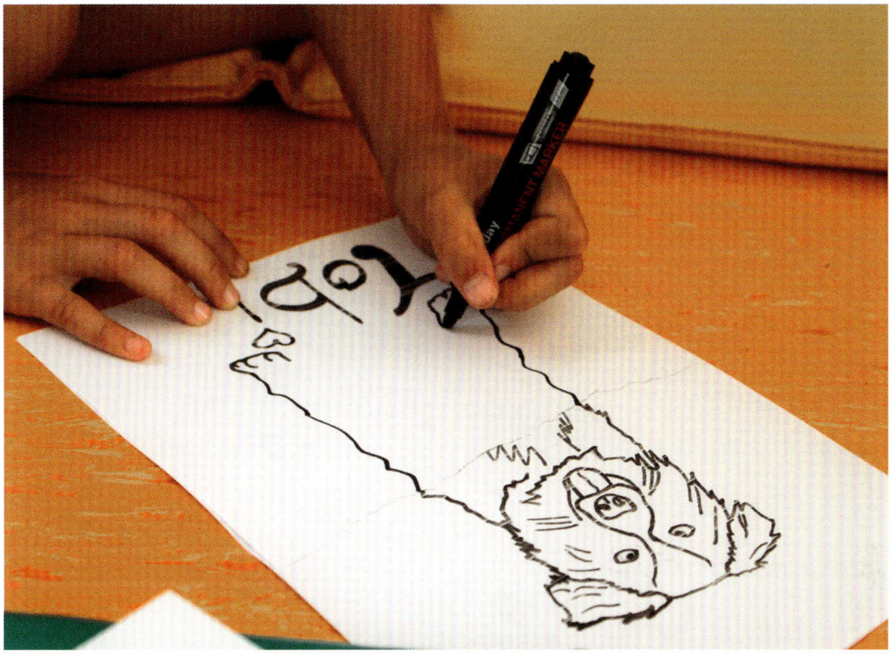

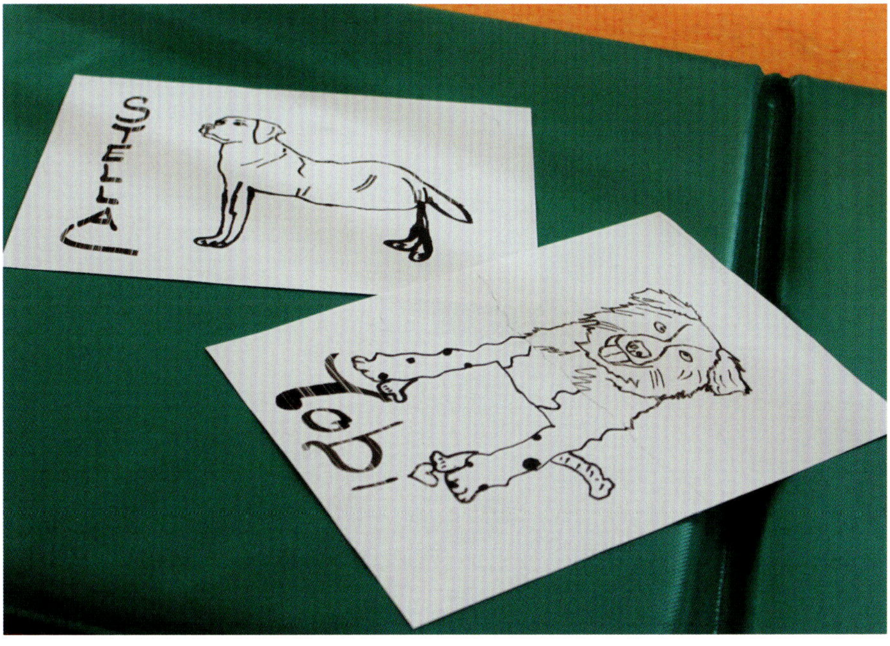

Auf der unteren Hälfte zu Ende gemalte Bilder.

8. Berühmte Hunde

Fotos von berühmten Hunden

Sammeln Sie Bilder von berühmten Hunden und kleben Sie diese auf Kärtchen.

Beispiele für bekannte Hunde: Lassie, Laika, Hachiko, Balto, Rin Tin Tin, Susi und Strolch, Struppi, Scooby-Doo, Beethoven, 101 Dalmatiner, Barry, Rex. Achten Sie bei der Auswahl darauf, dass Ihre Zielgruppe diese Hunde auch kennen kann!

Ihr Klient zieht eine Karte und erzählt alles, was ihm dazu einfällt. Hat der Besuchs-/Therapiebegleithund mit einem dieser Hunde Ähnlichkeiten im Aussehen oder im Charakter?

- Der Klient soll erst selber nachdenken, welche berühmten Hunde er kennt und die Karten kommen erst danach als Ergänzung zum Einsatz.

- Diese Übung ist kombinierbar mit 2. Memoryspiel (als Memorykarten), 3. Softwürfel, 23. Flaschendrehen, 32. Aufgabe aus dem Rucksack, 34. Apportierspiele oder 36. Kartenspiel.

10–20/15–30 min

9. Puzzeln

Puzzle selber gestalten

Lassen Sie ein Puzzle mit einem Bild Ihres Hundes anfertigen. Falls Sie mit Klienten arbeiten, für die ein solches Puzzle mit 30 oder mehr Teilen zu schwierig ist, lassen Sie online ein Mauspad mit einem solchen Bild anfertigen. Hierbei ist es wichtig, eine ganz einfache Qualität ohne Beschichtungen zu nehmen – denn dann können Sie es ganz einfach so individuell zurechtschneiden, wie Sie es benötigen, das Material ist zudem gut abwaschbar. Natürlich können Sie auch selber kreativ sein und alleine ein Puzzle anfertigen.

Ihr Klient soll die Teile ausbreiten und zusammenfügen, danach kann man zu dem Bild ins Gespräch kommen.

Kleine Schachteln (Streichholz, Glühbirne) pro Seite mit einem Fotomotiv bekleben. Diese Variante ist schwierig! Nur bei Klienten nutzen, die diese Aufgabe kognitiv bewältigen können.

5–15/5–20 min

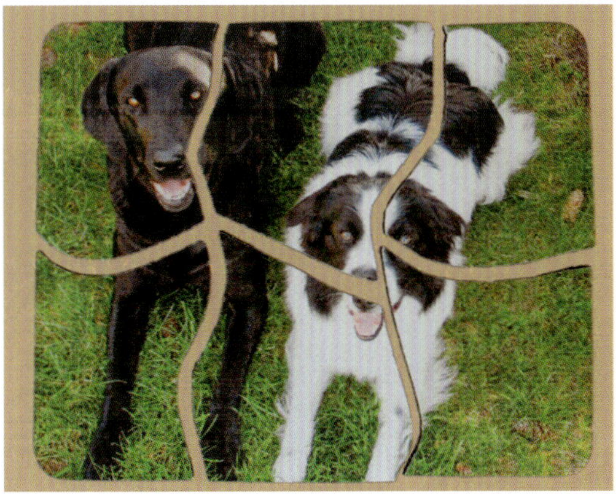

Ein ganz einfaches, selber zurechtgeschnittenes Puzzle aus einem Mauspad.

10. Tic Tac Toe

Spielbrett (Tablett, Holzstück, Papier), welches in mindestens drei mal drei Quadrate unterteilt ist. Je nachdem, mit welchem Schwierigkeitsgrad Sie spielen, zwei unterschiedliche Spielfiguren in gleicher Anzahl (mindestens drei von jeder Sorte). Hier wäre es schön, um den Bezug zu dem Hund herzustellen, dass die Spielfiguren bei mindestens einem Spieler Hunde sind.

Nun setzen Sie und der Klient (oder zwei Klienten miteinander) abwechselnd eine Figur auf ein Feld. Wer zuerst eine ganze Reihe auf dem Spielfeld mit seinen Figuren abdeckt, hat gewonnen.

5–10 min / nicht für Gruppen geeignet

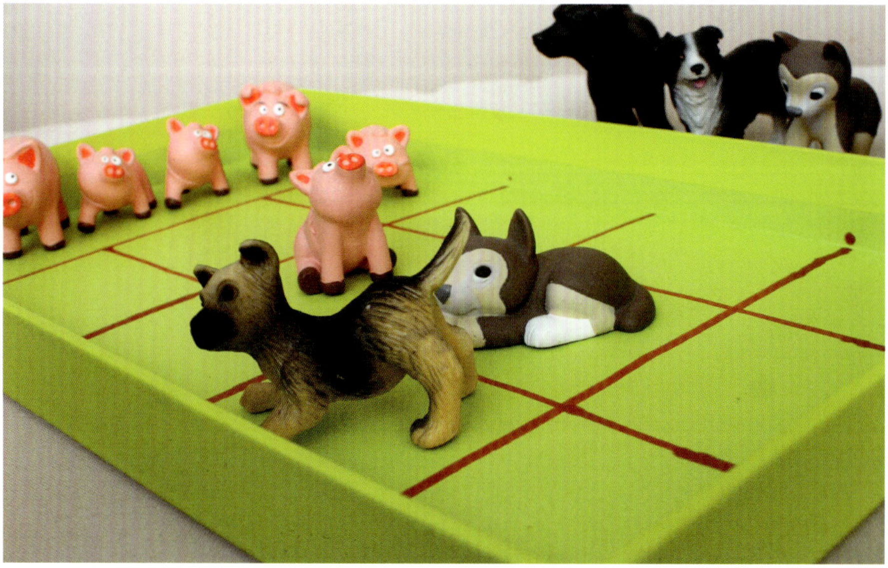

Ein eher kleines Tic-Tac-Toe-Spielfeld.

11. Geschichtenstunde

Bilder des Hundes machen, welche eine Reihenfolge darstellen, zum Beispiel: Sie nehmen die Leine, Sie ziehen dem Hund das Halsband an, Hund ist im Auto, Hund geht spazieren, Hund ist im Wasser, Hund trifft anderen Hund.

Es können auch die Karten und Ideen von: 2. Memoryspiel, 3. Softwürfel, 8. berühmte Hunde, 19. Brief/Karte schreiben, 23. Flaschendrehen, 32. Aufgabe aus dem Rucksack oder 36. Kartenspiel benutzt werden.

Es sollen Geschichten zum Hund „erfunden" werden. Dafür können Sie einen Anfang vorgeben und die oben genannten Bilder nutzen – welche je nach Variation erst in eine bestimmte Reihenfolge gebracht werden müssen, um die Geschichte erzählen zu können. Wenn der Hund anwesend ist, bauen Sie ihn in die Geschichte ein, zum Beispiel „Tobi liegt auf seiner rot gepunkteten Decke und träumt …".

- Wechseln Sie sich mit dem Klienten ab! Jeder darf je einen Satz zu der Geschichte erfinden, dann wird gewechselt.
- Für eine Gruppenarbeit kann jeder eine Karte bekommen. Die Klienten müssen dann miteinander kommunizieren, um die richtige Reihenfolge der Karten zu finden.
- Die Bildergeschichte kann nachgespielt werden.
- Zum nächsten Termin kann der Klient eine eigene Bildergeschichte gestalten oder Hundegeschichte schreiben.

5–10/10–20 min

12. Vorlesegeschichten

Ein Buch zum Vorlesen. Schöne Bücher sind:

- Alle lieben Archibald. Tiergeschichten zum Vorlesen in der Altenpflege von Blinde (2013).
- Bello, der Schulhund von Slotta-Bachmayr und TOONCAFE (2009).
- Auf die Plätze, fertig, wuff!!! Lustiges Lehrbuch vom richtigen Umgang mit Hunden von Eisenhuth und Schmidt (2009) → große Schrift.
- Geschichten von der Fly. Entspannung für unruhige, unauffällige, übermütige und ängstliche Kinder von Krowatschek, Theiling und Schmidt (2012) → mit Musik CD, es gibt bereits weitere Bücher.
- Mein Hund Oskar: Das Buch, mit dem du deinen Hund besser kennen lernst von Heens und Heintz (2010) → Leseanfänger und Vorschule.
- Kleine Lesetiger-Hundegeschichten / Lesespatz – Guten Tag, kleiner Hund! (Wendebuch) Frey, Braun, Stubner und Kraushaar → Leseanfänger.

Oder denken Sie sich selber eine schöne Geschichte zu Ihrem Hund aus! Zeitungsartikel zu Hunden eignen sich auch gut zum Vorlesen.

Lesen Sie dem Klienten in gemütlicher Atmosphäre die Geschichte vor. Wenn der Hund anwesend ist und es mag, kann er beim Klienten liegen.

Bauen Sie Aufgaben mit ein, zum Beispiel:

- Den Klienten mitzählen lassen, wie oft der Name des Hundes vorkommt (dichten Sie die Namen in den Geschichten auf den Namen Ihres Hundes um!). Eventuell darf der Klient dem Hund dann am Ende und mit korrekter Zahl so viele Leckerlis geben?
- Auf ein Signalwort hin (wie Hund, Napf, Leine, Name des Hundes) muss der Klient etwas machen, zum Beispiel klatschen, aufstehen und sich einmal drehen.
- Hören Sie vor dem eigentlichen Ende der Geschichte auf, vorzulesen und der Klient soll diese zu Ende erzählen.
- Wenn die Geschichte schon bekannt ist – bauen Sie Fehler ein!
- Wenn Sie mit Kindern arbeiten, lassen Sie diese dem Hund vorlesen, es fällt Kindern deutlich leichter, einem nicht wertenden Tier als uns vorzulesen.

5–20/10–40 min. Sehr variabel, da von der Geschichte und dem Klientel abhängig!

13. Kreativstunde

Material nach Bedarf: Stifte, Papier, Klebstoff, Schere, lufttrocknender Ton, großer Karton, Schlüsselring, Salzteig (1 Tasse Salz, zwei Tassen Mehl und Wasser – an der Luft oder im Ofen trocknend und gut bemalbar), Moosgummi, Steine, etc.

Die „Kunststunde“ soll für jegliche kreative Betätigung rund zum Thema Hund stehen. Überlegen Sie sich, was Sie machen möchten, ob es für Ihre Klienten geeignet ist und besorgen Sie dann die Materialien.

Mögliche Projekte sind:

- Ein Bild mit den Umrissen des Hundes detailgetreu ausmalen lassen
- Eine Hundecollage aus vielen Einzelbildern anfertigen
- Hunde falten lassen
- Aus lufttrocknendem Ton oder Salzteig einen Hund gestalten
- Aus einem großen Karton eine Hundehütte gestalten – Eingangstür und Fenster reinschneiden, schön bemalen, eine gemütliche Hundedecke rein – fertig! siehe S. 39
- Mit dem Hundehaar filzen
- Leine oder Halsband selber flechten
- Einen Anhänger für das Halsband anfertigen

Weitere kreative Ideen sind die folgenden Übungen von 14.–19., da diese aber etwas umfangreicher sind, haben sie eigene Seiten bekommen.

Die fertigen Werke können die Klienten mit nach Hause nehmen, es bekommt sie der Hund oder sie werden in den Einsatzräumen aufgehängt.

Sehr variabel, je nach Aktion

Ein sehr kreatives Buch zum Thema ist Rotter (2013): Das mach ich selbst für meinen Hund.

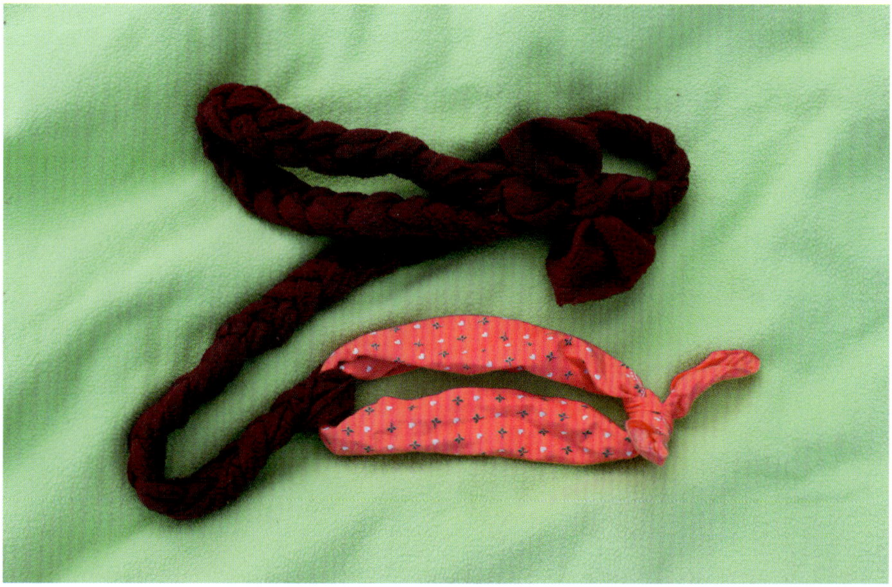

Eine von einem Klienten selbst gefertigte Leine aus einer ganz einfachen Decke und einem Tuch. Die Schleife und Farbe ist Klientenwunsch gewesen.

14. Hundematte basteln

Papier, Buntpapier, eventuell Fotos des Hundes oder andere Bilder, Klebstoff, Stifte, Schere, Laminiergerät

Stellen Sie die Materialien auf einem Tisch bereit.

Der Klient bekommt die Aufgabe, eine schöne Unterlage für den Wassernapf zu basteln. Laminieren Sie die fertige Unterlage ein und legen Sie diese zukünftig vor den Einheiten immer unter den Wassernapf – das ist eine schöne Bestätigung für Ihren Klienten!

Eine schöne Unterlage kann auch aus Filz oder aneinander geklebten dünn in Scheiben geschnittenen Korken gestaltet werden.

30–90/30–90 min

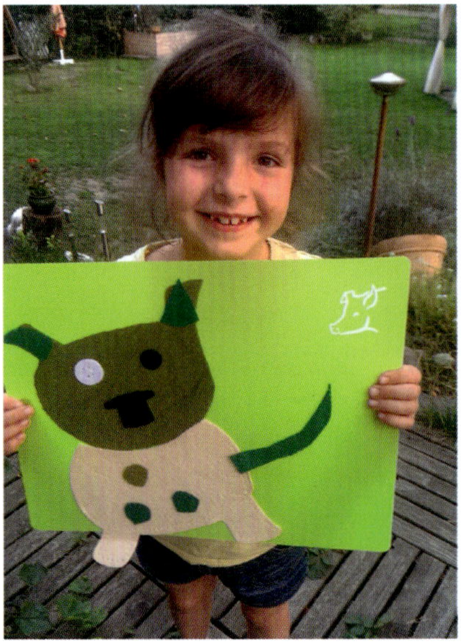

Hier ist jemand sehr stolz auf seine selbstgebastelte Napfunterlage. Diese ist aus einer flexiblen wasserfesten Schneidematte, auf welcher ein Filzhund gestaltet wurde.

15. Fellhunde

Ein schönes Ausmalbild von Ihrem Hund und Fell von diesem, sowie Klebstoff, Küchenpapierrolle und ein schweres Buch.

Stellen Sie alles auf einem Tisch bereit, klären Sie vorher ab, ob der Klient den Umgang mit losem Fell mag.

Der Klient darf das Ausmalbild mit dem Fell des Hundes bekleben. Man kann das Fell in den Händen auch zusammenrollen und so kleine Kugeln für zum Beispiel die Pfoten machen. Wenn alles fertig ist, kommt ein Küchentuch aus Papier darauf und alles wird mit einem schweren Buch abgedeckt, damit das Fell zusammengedrückt wird. Das fertige Werk kann der Klient mit nach Hause nehmen oder es wird im Einsatzraum aufgehängt.

Kombinierbar mit 5. Fell-Hund-Memory

10–30/10–30 min

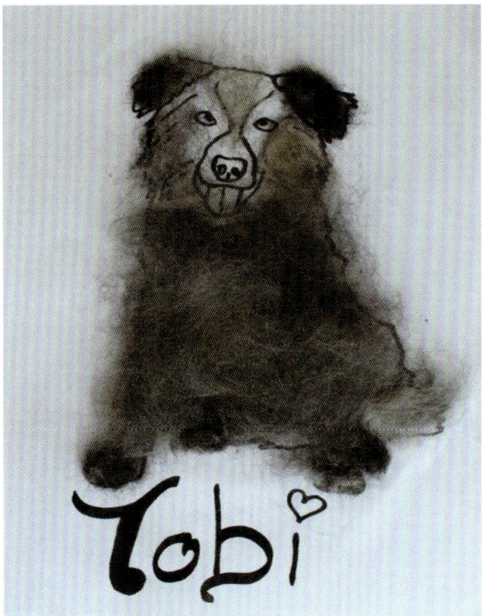

Ein Fellhund aus Tobis Fell.

16. Mobile basteln

8–16 gleich große Fotos Ihres Hundes in verschiedenen Situationen, Strohhalme oder dünne Holzstäbe, Garn oder Wolle, Klebstoff, kleine Dekoklammern oder Büroklammern, Klebeband

Stellen Sie alles auf dem Tisch bereit. Für eine bessere Orientierung des Klienten kann es sinnvoll sein, ein „professionelles" Mobile als Anschauungsobjekt vor Ort zu haben.

Der Klient darf ein Mobile für zu Hause oder den Einsatzraum basteln, das geht in folgenden Teilschritten:

- Immer zwei Fotos auswählen, welche zusammen an dem Mobile hängen sollen. Diese können zusammengeklebt werden.
- Für die einfachste Version mit 8 Bildern die Aufhängevorrichtung aus zwei Strohhalmen oder Holzstäben über Kreuz mit Klebeband oder Garn zusammenbinden. Bei schwierigeren Versionen entsprechend mehr Kreuze binden.
- An die Kreuze die Schnüre zum Aufhängen befestigen, bunte Wolle ist hier sehr dekorativ.
- An diesen werden dann die Fotos befestigt. Entweder macht man in die Fotos ein Loch und befestigt diese direkt an der Wolle, oder man klemmt sie mit einer Büroklammer oder einer kleinen Dekoklammer fest.

Geben Sie dem Klienten verschiedenes Material zur Auswahl, dann ergeben sich über die verschiedenen Beschaffenheiten („Fühlen Sie einmal!") und die Farben verschiedene Anreize.

30–60/30–60 min

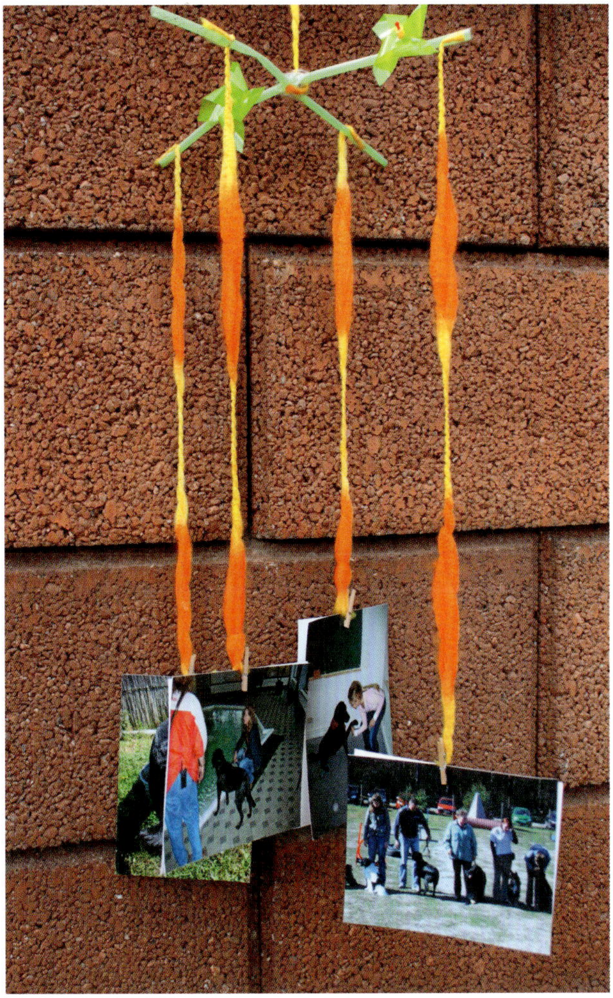

So könnte es mit ganz einfachen Mitteln und ohne viel Bastelgeschick aussehen.

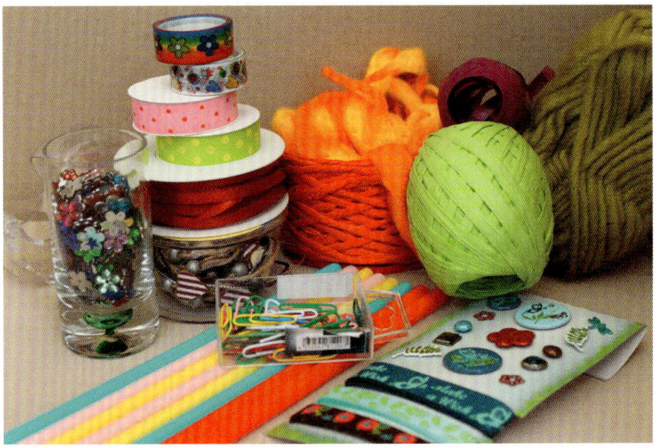

Beispiel für die Materialvielfalt, die angeboten werden kann.

17. Hundespielzeug basteln

Sehr individuell, je nach Spielzeug

Überlegen Sie sich, was Ihr Klient kognitiv und motorisch leisten kann, wählen Sie die Aufgabe danach aus und besorgen Materialien und Werkzeug.

Fertigen Sie das Spielzeug an! Drei unterschiedliche Schwierigkeitsgrade sind nachfolgend aufgezählt:

Die Apportiersocke (sehr leicht herzustellen):

- 1 Tennissocke, andere gehen natürlich auch. Mehrere Socken bieten dem Klienten eine schöne Auswahl.
- Mit Füllmaterial wie Stoffresten, Stroh oder Zeitungspapier befüllen.
- Mit einer Schnur zuknoten.
- Mit ungiftiger Farbe bemalen oder besticken.

Die Leckerlirolle (leicht herzustellen):

- Ein Plastikrohr, zum Beispiel ein Abflussrohr, auf 10–20 cm Länge zurechtsägen.
- In dieses Rohr kleine Löcher als Öffnungen für Leckerlis hinein machen.

- Eine Rohrabdeckung mit dem Rohr verkleben, die andere bleibt locker um das Rohr mit Leckerlis befüllen zu können.

- Zum Schluss wird alles schön verziert.

Die Kipprolle (schwer herzustellen):

- Holzlatten zurechtsägen, die Breite der Latten sind 4 cm, die Länge der Standfüße sind 50 cm, die Latten die im Dreieck nach oben gehen sind 22–24 cm, die Querlatten die auf das Dreieck angeschraubt sind, haben 33 cm. Die Latten auf die das Rohr geschraubt sind, haben 6x30 cm, das Rundholz auf dem das Rohr sitzt ist 26 cm lang und das Rohr ist 56x7 cm lang.

- Nach dem Sägen alles zusammenschrauben.

- In die Hälfte des Rohres Löcher für die Aufhängung machen und in das Rundholz schieben, danach auf die Konstruktion setzen und Enden des Rundholzes so festschrauben, dass noch Bewegungsspielraum besteht.

- Das Rohr am unteren Ende mit einer Abdeckung verschließen und eventuell verzieren lassen.

V Weitere Ideen auch unter 33. Deckenspiele, 50. Intelligenzspiele oder in:

- „Selbst gemacht“ von Schöps (2013).

- „Hundespielzeug einfach selber machen“ von Lenz (2013).

Apportiersocke: 15–30/15–30, Leckerlirolle: 20–40/20–40, Kipprolle: ab 60 min.

Die Apportiersocke und die Leckerlirolle.

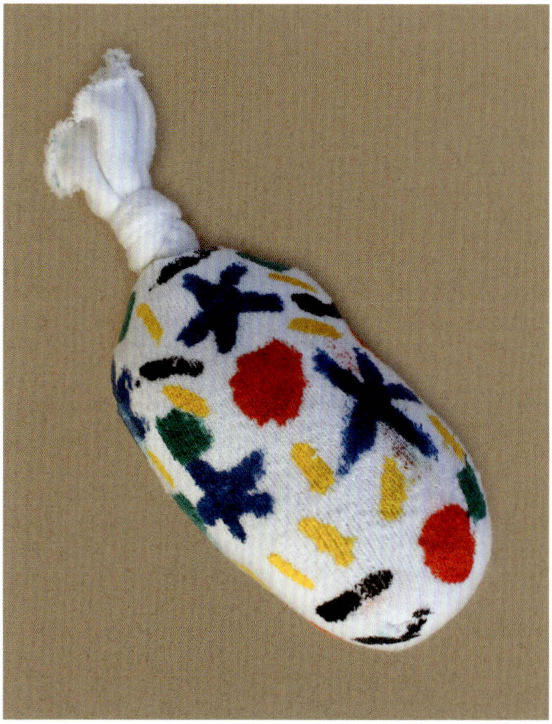

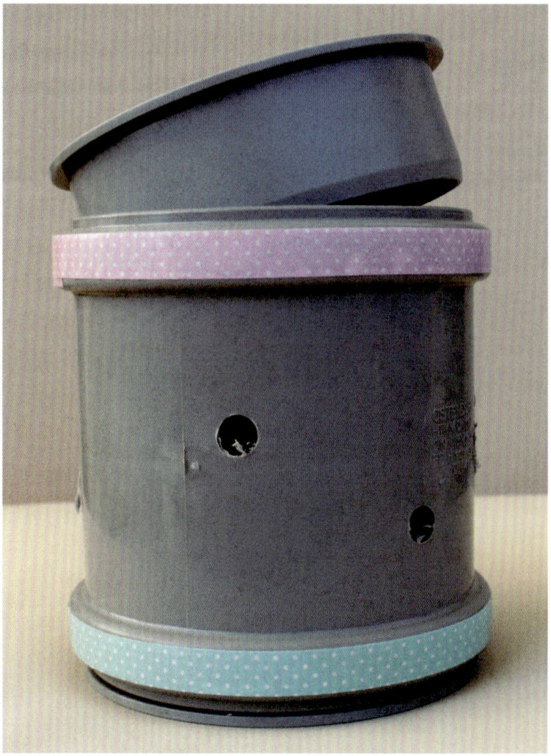

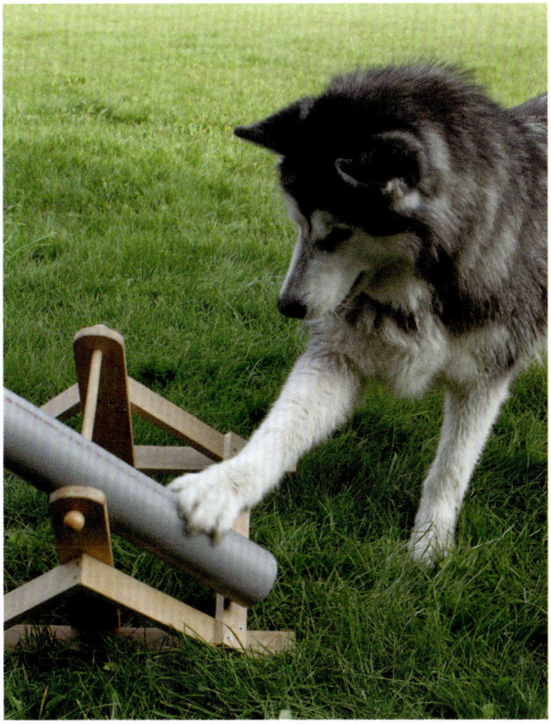

Die Kipprolle ist etwas für Profis, Larry gehört dazu.

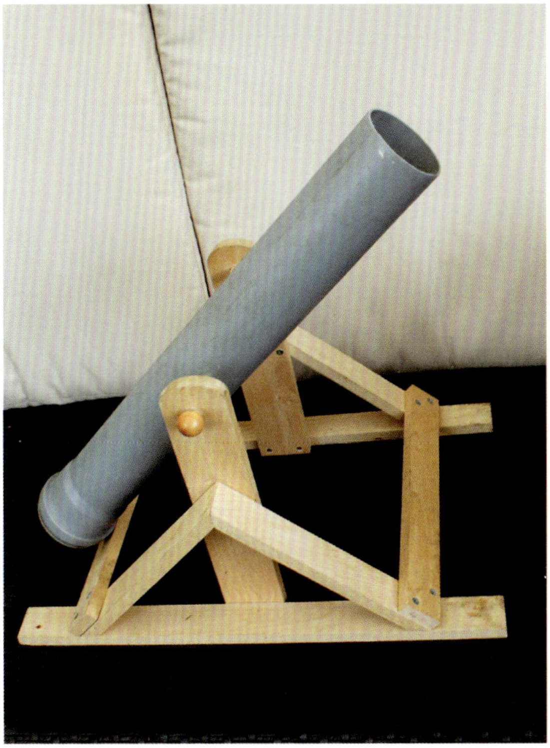

18. Leckerlis selber backen

Wasser und Mehl als Grundzutaten Ihres Teiges

Als Variationen können Sie bereitlegen:

- Nüsse, schon gehackt oder zum selber Zerkleinern
- Honig, hier aber nicht zu viel in den Teig geben lassen
- Getrocknete, oder noch besser vom Klienten selber geerntete frische Kräuter aus dem Garten
- Möhren oder Äpfel, welche die Klienten selber zerkleinern sollen
- Knoblauch frisch oder getrocknet
- Milch oder Quark
- Thunfisch aus der Dose
- Jegliches Fleisch, wenn es bereits vor dem Klientenkontakt gebraten oder gekocht wurde

Als Erstes lassen Sie den Klienten die Grundmasse des Teiges zusammenrühren (Mehl und Wasser), danach darf diese individuell verfeinert werden. Bei den Zutaten ist unbedingt darauf zu achten, dass der Klient nicht mit für ihn potenziell gefährlichen Lebensmitteln wie rohen Eiern oder rohem Fleisch in Kontakt kommt, da wir nie ganz ausschließen können, dass die ungebackenen Plätzchen in den Mund genommen werden! Der fertige Teig wird dann ausgestochen oder in Plätzchen geschnitten und auf dem Backblech verteilt. Bei 180 Grad für 30 Minuten in den Ofen und dann sind die leckeren selbst gemachten Plätzchen fertig! Direkt nach dem Backen sind die Plätzchen noch weich, diese härten aber mit dem Trocknen nach.

V

- Färben Sie die Plätzchen mit natürlichen Färbungsmitteln wie püriertem Spinat oder Spinatpulver, Rote-Bete-Saft oder pürierten Möhren.
- Verpacken Sie die Plätzchen danach schön. Zum Beispiel in selbst gestalteten Butterbrottüten oder gebastelten kleinen Papierkästchen.

Ohne Backzeit: 30–60/30–60 min

Ein tolles Buch mit vielen einfachen Rezepten und anschaulichen Bildern ist: Meine Kekse! von Schöps (2010).

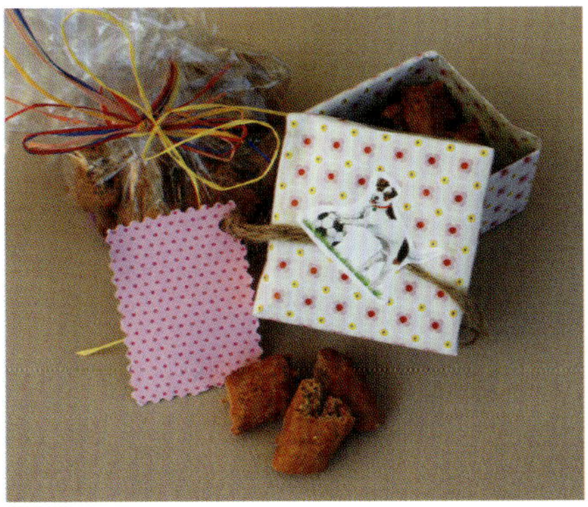

So lecker können mit Klienten selbst gemachte Leckerlis aussehen.

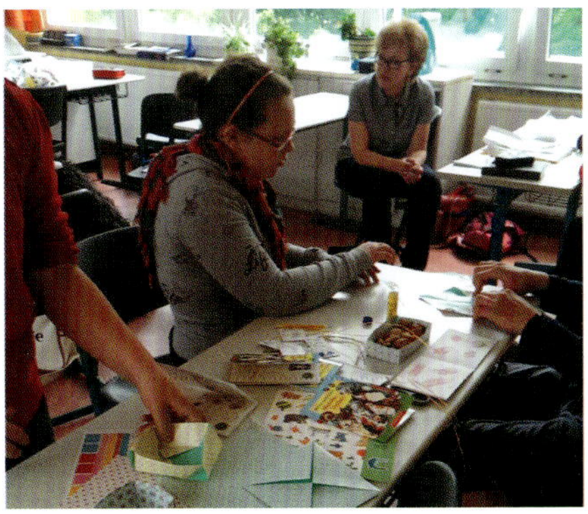

Hier werden die Verpackungen gebastelt.

19. Brief und Karte schreiben

Eine Auswahl an Postkarten, Bunt- oder Briefpapier und Stifte

Legen Sie alles auf einem Tisch bereit.

Der Klient darf sich etwas aussuchen und soll einen Brief an den Hund schreiben. Lassen Sie den Inhalt offen. Falls der Klient sich mit dieser Aufgabe schwer tut, geben Sie leichte Hilfestellungen: „Was mögen Sie an dem Hund?“ „Welche Begegnung haben Sie sich besonders gut gemerkt?“ „Was möchten Sie gerne einmal mit dem Hund machen?“ „Warum sind Sie traurig, dass der Hund heute nicht da ist?“ „Schreiben Sie ein Dankeschön/oder Besserungswünsche an den Hund“ „Schreiben Sie dem Hund ein kleines Gedicht“.

Danach kann der Hund den Brief mit nach Hause, oder, wenn er anwesend ist, auch gleich vorgelesen bekommen. Der Brief kann beim Hund oder beim Klienten verbleiben.

Diese Übung eignet sich auch gut für den Einstieg zum Kennenlernen. Der Klient darf sich eine Karte auswählen und soll darauf seine Vorerfahrungen mit Hunden sowie seine Erwartungen, vielleicht aber auch Ängste an die kommende Zeit mit Ihrem Hund schreiben.

5–30/5–30 min

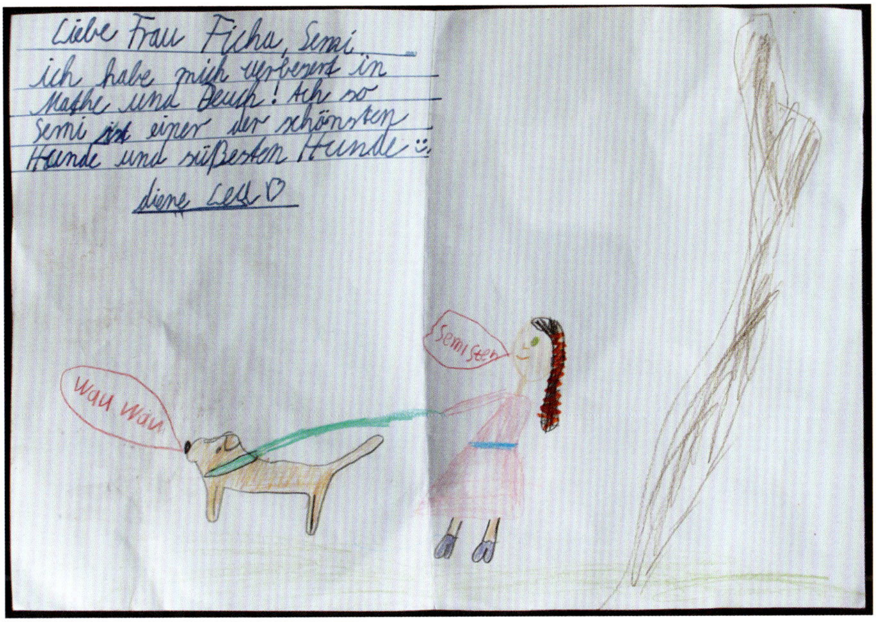
Liebe Frau Ficha, Semi
ich habe mich verbesert in Mathe und Deuch! Ach so Semi ist einer der schönsten Hunde und süßesten Hunde :)
Liebe Lea ♡

Zwei Briefe von Kindern.

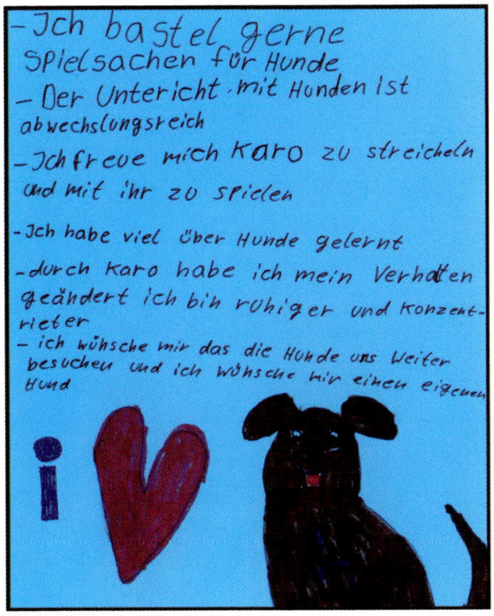
-Ich bastel gerne Spielsachen für Hunde
- Der Unterricht mit Hunden ist abwechslungsreich
-Ich freue mich Karo zu streicheln und mit ihr zu spielen
-Ich habe viel über Hunde gelernt
-durch Karo habe ich mein Verhalten geändert ich bin ruhiger und konzentrieter
- ich wünsche mir das die Hunde uns weiter besuchen und ich wünsche mir einen eigenen Hund
i ♥

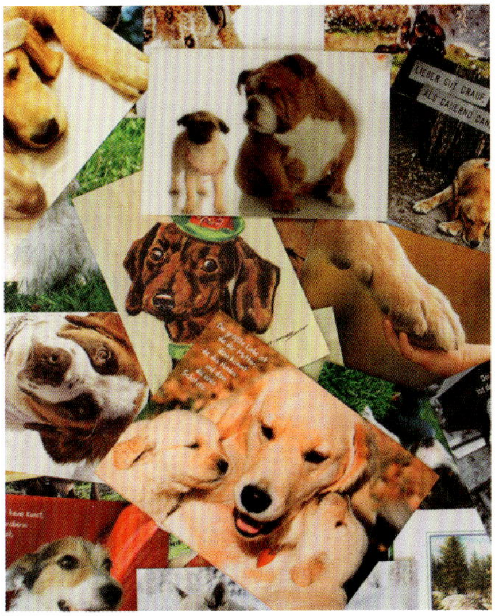

Eine bunte Sammlung von Postkarten mit vielen Rassen und Situationen.

20. Phantasiereisen

Eine selbst geschriebene Phantasiereise oder Phantasiereisen aus Büchern. Ganz tolles Material dazu vor allem für Kinder sind die „Geschichten von der Fly: Entspannung für unruhige, unauffällige, übermütige und ängstliche Kinder“ von Krowatschek, Theiling und Schmidt (2012) mit Musik-CD, welche zur Phantasiereise eingelegt wird und somit auch Ihnen den Erzähltakt erleichtert.

Phantasiereisen wirken sehr beruhigend und entspannend. Fragen Sie sich vorher, was Sie beim Klienten damit bewirken wollen und suchen Sie die geeigneten Geschichten aus. Diese müssen sehr langsam und ruhig vorgetragen werden, üben Sie das gegebenenfalls vorher! Bereiten Sie dem Klienten eine angenehme Stimmung für die Phantasiereise vor: etwas Bequemes zum Sitzen oder Liegen, eine Decke, Musik, eventuell eine Duftlampe (gibt es auch strombetrieben).

Der Klient soll es sich bequem machen und die Augen schließen, dann beginnen Sie die Geschichte zu erzählen. Der Hund, wenn anwesend, kann mit im Raum liegen. Wenn Hund und Klient es mögen, kann der Hund auch beim Klienten liegen.

Bei Kindern kann man die Geschichte mit Nachzeichnen der Worte durch Finger auf dem Rücken unterstützen (siehe unten).

10–20/10–20 min

Suchwort bei der Internetrecherche: Phantasiereise Text

Folgend eine Phantasiereise, als Impression, wie selbst gestaltete Texte aussehen könnten. Tragen Sie diese langsam und in entspannter Situation vor. Lassen Sie zwischen den Absätzen Pausen, damit der Klient gedanklich hinterherkommt. Danach können Sie sich berichten lassen, was der Klient gesehen hat (wenn er möchte).

Momo im Schlaraffenland (für Kinder auch mit Berührungen auf dem Rücken)

- Wir machen jetzt eine kleine Reise, schließe bitte Deine Augen (Klient liegt bequem, Kind auf dem Bauch).

- Momo (hier den Namen des eigenen Hundes nennen) möchte Dich heute auf eine ganz besondere Reise mitnehmen, er weiß, wie man zum Schlaraffenland kommt und möchte es Dir zeigen. Los geht es! Lauf ihm hinterher. (Kind: die Finger laufen auf dem Rücken.)

- Ihr kommt vorbei an einer großen Kuhwiese, an einem kleinen See, an einem Feld mit ganz vielen bunten Blumen … und jetzt? Warum bleibt Ihr stehen? (Kind: Finger stoppen.)

- Ah – Ihr seid da! Am Ende des Regenbogens! Pass auf – Momo läuft vor, Ihr müsst hinauf! (Kind: langsame Kletterbewegungen der Finger.)

- Wie schön das ist! Ihr seid ganz oben auf dem Regenbogen (Kind: Finger stoppen) … schau was Du alles siehst … hinter Euch liegt – Name des Wohnortes- … und vor Euch das Schlaraffenland … Was siehst Du?

- Nun schnell weiter, Momo möchte zu den leckeren Riesenknochen mit Bratensoße! Schnell den Regenbogen heruntergerutscht! (Kind: Hand macht Rutschbewegungen auf dem Rücken.)

- Nun seid Ihr da! (Kind Bewegung stoppt.) Achtung, Momo läuft schon vor, schnell hinterher! (Kind: Finger laufen schnell.)

- Sieh doch, wie Momo die fliegenden Fleischbälle aus der Luft fängt. (Kind: die Finger springen auf dem Rücken.)

- Und jetzt nimmt er Anlauf und springt in einen froschgrünen See! (Kind: die Finger rennen und springen.)

- Geh hinterher (Kind: Finger laufen.) und koste … Wonach schmeckt der See? … Momo scheint ihn zu mögen, er wälzt sich, trinkt und macht Freudensprünge. (Kind: Sprünge der Hände.)

- Und Du? (Kind: Hände wegnehmen.) Was magst Du machen?

- Schaue Dir alles an!

- Probiere in Ruhe!

- Rieche, wonach riecht es?

- Gibt es andere Tiere oder Menschen?

- Und die ganzen tollen Farben hier …

Etwas längere Pause.

- Upps, wer stuppst denn da an Deinem Bein? (Kind: kurz ans Bein stoßen.)

- Es ist Momo! Ganz kugelrund gefressen und glücklich sieht er aus!

- Ich glaube, er möchte nach Hause in sein Körbchen!

- Also los, Ihr geht wieder zum Regenbogen. Siehst Du ihn? (Kind: Finger laufen auf dem Rücken.)

- Klettert wieder hinauf! (Kind: langsame Kletterbewegungen der Finger.)

- Schau noch einmal kurz zurück! (Kind: Finger stoppen.)

- Jetzt geht es wieder nach Hause, wenn Du den Regenbogen runtergerutscht bist, landest Du direkt hier im Raum! (Kind: Rutschbewegungen der Hand – danach Hand wegnehmen)

- Nun kannst Du langsam Deine Augen öffnen!

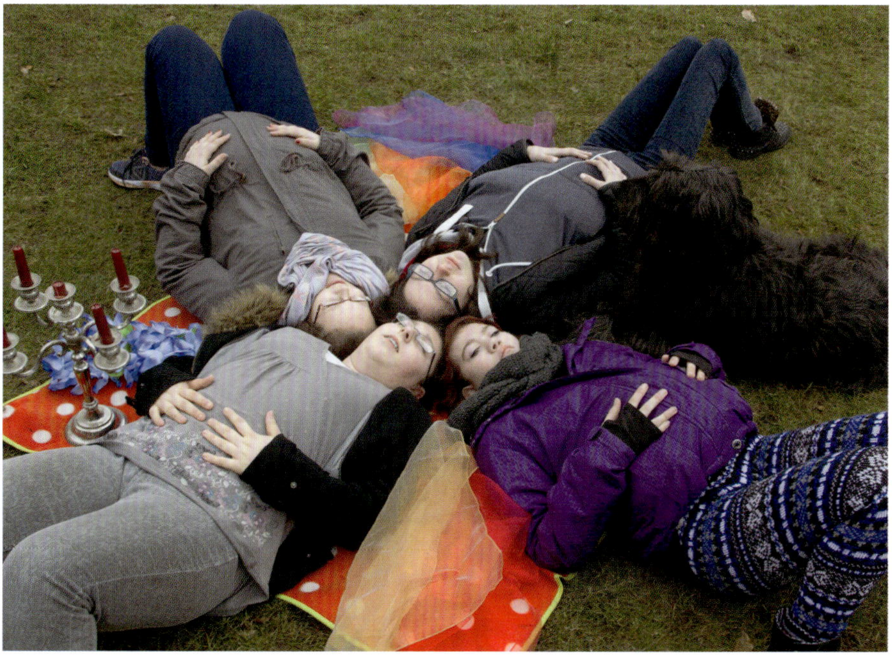

Phantasiereisen eignen sich für Personen jeden Alters, wenn sie offen dafür sind.

21. Besuch einer Zoohandlung

Eventuell etwas Kleingeld.

Erkundigen Sie sich nach einer Zoohandlung/einem Tierfachgeschäft in Ihrer Nähe, welche ein breit aufgestelltes Hundesortiment hat. Eventuell planen Sie eine geringe Geldsumme für Ihren Klienten mit ein, damit er dem Hund zum Abschluss etwas Kleines kaufen kann.

Geben Sie dem Klienten für den Besuch der Zoohandlung kleine Aufgaben:

- Was von dem Spielzeug könnte dem Hund gefallen?
- Welches Halsband/Geschirr ist für den Hund angenehm?
- Was hiervon mögen Hunde wohl eher nicht?
- Was aus dem Angebot hat der Hund bereits?
- Was sollte man einem Hund nicht kaufen?
- Der Klient soll dem Hund von drei Euro drei Dinge kaufen (Geldeinteilung).
- Vergleichen lassen: Welche Leine ist so ähnlich wie die, welche der Hund hat?

V Wenn Sie gute Kontakte zu Hundezüchtern, einem Tierheim, einer Hundeschule, einem Tierarzt oder dem Hundefriseur haben, kann auch dorthin einmal ein Ausflug stattfinden.

15–30/15–30 min

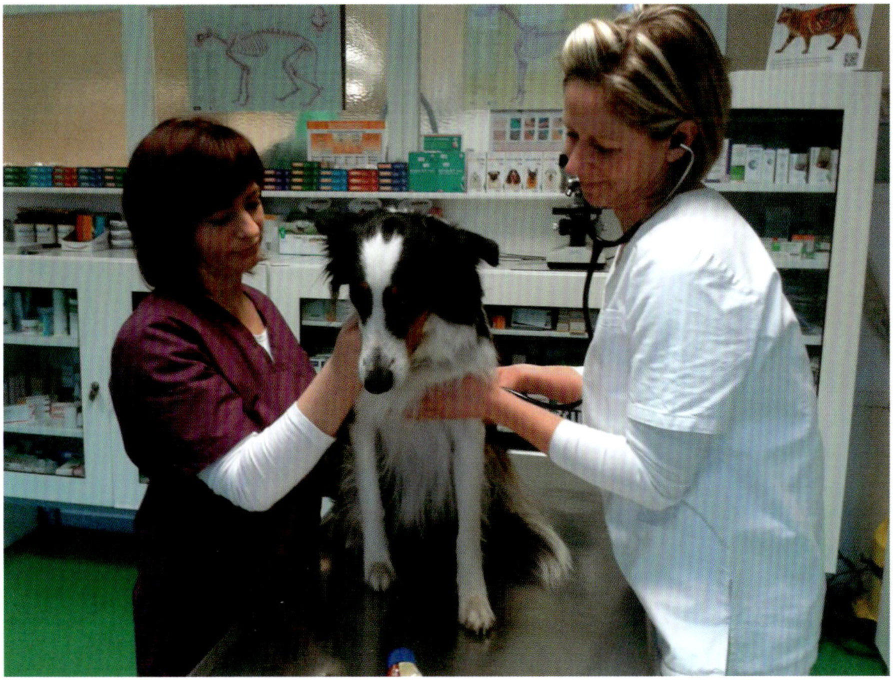

Ein Tierarztbesuch kann für den Klienten eine sehr schöne Erfahrung sein.

22. Hundequiz

Sachkundefragen zum Hund. Diese können Sie selber machen oder kaufen – wobei die zum Kaufen oft recht schwer sind.

Vorbereiten der Karten – entweder steht hier nur die Frage drauf, oder Frage und Antwort sind auf einer Karte vermerkt.

Der Klient und Sie ziehen abwechselnd Karten und die jeweils andere Person beantworten diese dann.

Neben den reinen Sachkundefragen wie:

- Was tut ein Hund, wenn ihm warm ist?
- Soll man dem Hund einen Leckerbissen geben, wenn er darum bettelt?
- Welche Rasse gilt als größte Hunderasse der Welt?
- Kann man einem Hund, der taub ist, noch etwas beibringen?
- Der Mensch hat ca. 1,5 Millionen Riechzellen. Wie viele Riechzellen hat ein Deutscher Schäferhund?
- Der Mensch hat 32 Zähne (inklusive Weisheitszähne). Wie viele Zähne hat ein Hund?

(Fragen aus „Mein Hundequiz“ von Rütter (2011)),

können Sie sich auch individuelle Fragen zu Ihrem Hund ausdenken:

- Welches Spielzeug mag der Hund am liebsten?
- Wie viele Krallen hat die linke Hinterpfote?
- Welche Augenfarbe hat der Hund?
- Wann hat der Hund Geburtstag?
- Was frisst der Hund am liebsten?
- Aus welcher Farbe und aus welchem Material ist die Leine vom Hund?

V Der Klient und Sie stellen die Karten in einer Einheit selber her. Danach beantworten Sie abwechselnd die Karten des Anderen.

Diese Übung ist gut kombinierbar mit 3. Softwürfel, 23. Flaschendrehen, 32. Aufgabe aus dem Rucksack, 34. Ball- und Apportierspiele und 36. Kartenspiel.

10–20/15–30 min

23. Flaschendrehen

Eine Flasche (aus Sicherheitsgründen lieber aus Plastik als aus Glas) oder Keule, Aktions- oder Aufgabenkarten.

Bereiten Sie die Aufgabenkarten vor. Diese sollten sich auf den Hund beziehen, Anregungen dazu finden Sie unter: 3. Softwürfel; 8. berühmte Hunde; 22. Hundequiz; 25., 26., 28., 29. Sachkunde; 32. Aufgabe aus dem Rucksack oder 36. Kartenspiel.

Sie könnten also zum Beispiel Hunderassen abbilden, oder Körpersprache, oder berühmte Hunde.

Spielen Sie bei dem Flaschendrehen mit, das lockert die Stimmung sehr auf. Wenn der Hund auch anwesend ist, könnten die Klienten mit jeder richtigen Antwort ein kleines Leckerli für den Hund sammeln, welcher am Schluss alles bekommt. Der Klient kann auch für nur jede dritte oder fünfte richtige Antwort ein Leckerli bekommen oder Sie legen dann eine kurze Pause ein und der Klient könnte anstelle des Leckerli auch ein Hundespielzeug bekommen und kurz mit dem Hund spielen.

Diese Idee ist von Ines Möbius (www.LOGODOG-Erfurt.de)

10–20/15–30 min

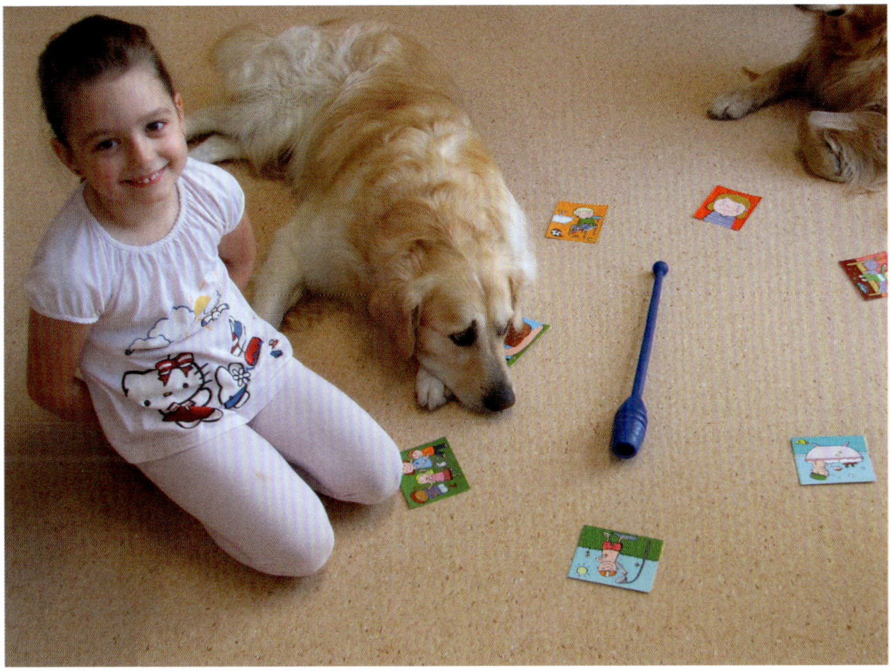

Flaschendrehen mit Keule.

24. Daumenkino

10–50 Fotos von Ihrem Hund, welche in sehr kurzen Abständen hintereinander aufgenommen wurden oder Papier und Stifte.

Sie können auch mit leicht abgewandelten Bildern arbeiten, welche gemalt werden müssen.

Bei dieser Übung liegt eigentlich auch schon in der Vorbereitung die Aufgabe für den Klienten. Wenn es machbar ist, kann dieser schon die Fotos selber machen oder die Bilder malen. Spätestens ab dem nächsten Schritt, dem Zusammenheften der Bilder zu einem Daumenkino (zum Beispiel mit einem Heftstreifen), sollte der Klient aktiv mit einbezogen werden. Das Ergebnis kann der Klient als Erinnerung behalten.

Sehr variabel, je nach dem handwerklichen Geschick des Klienten und danach, ob selber gemalt wird oder nicht.

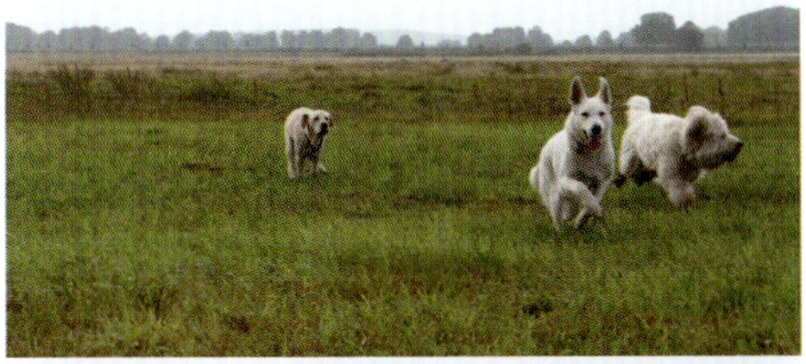

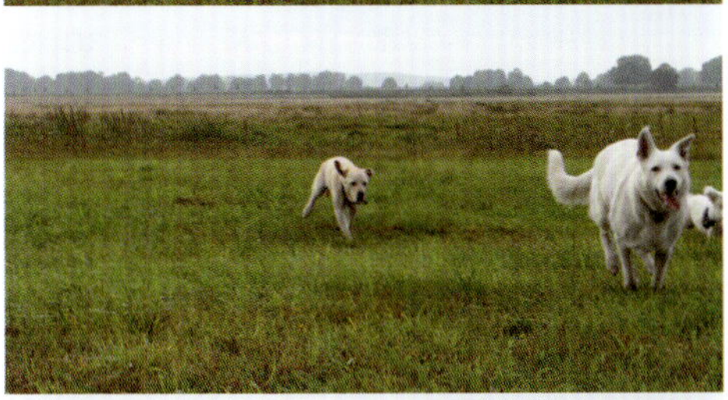

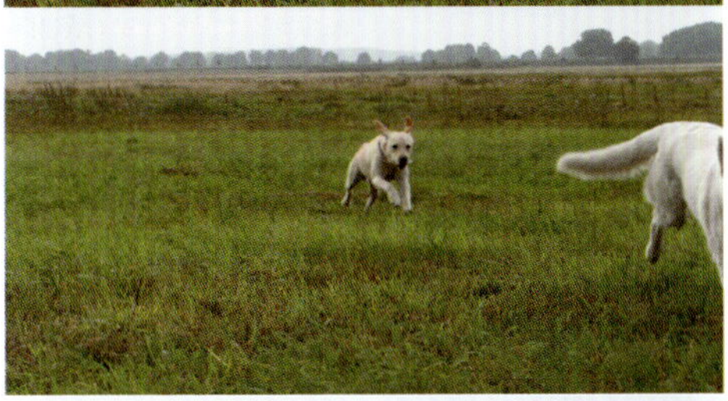

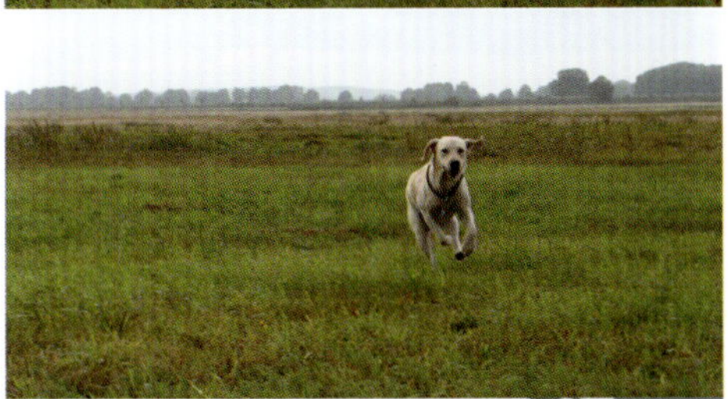

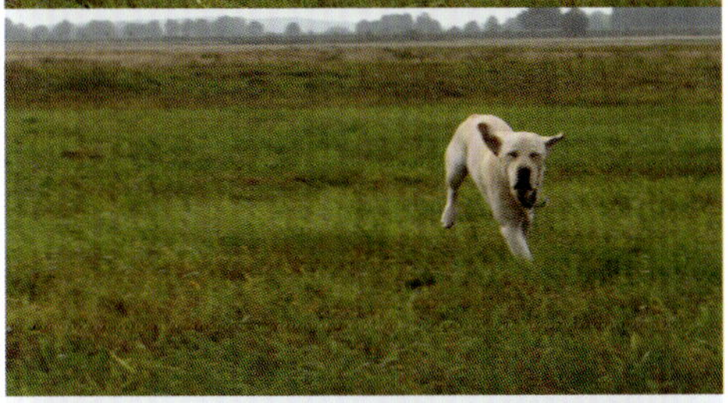

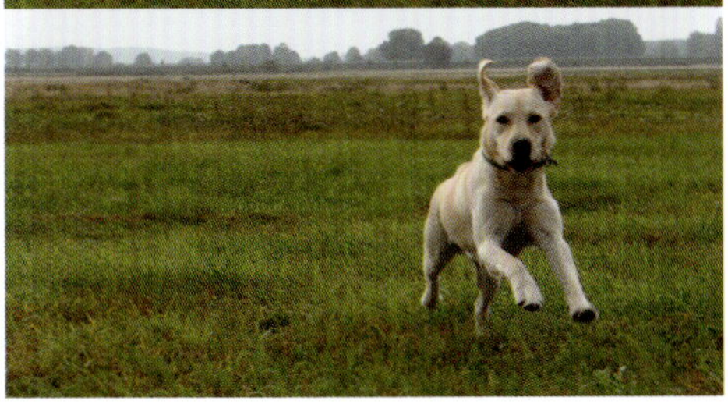

Viele Bilder, hier kurz hintereinander geschossene Fotos, bilden die Grundlage für das Daumenkino. Diese tollen Bewegungsfotos von Sammy sind beim Sprinten zu Frauchen entstanden. Bedenken sollten Sie bei der Bilderauswahl, dass links genügend Fläche ist, um die Bilder aneinander heften zu können. Das eigentliche Geschehen sollte sich wie auch hier mit dem Labrador Sammy eher auf der rechten Seite des Bildes abspielen.

25. Sachkunde 1: Hundeanatomie

Bilder oder Bücher zur Hundeanatomie, Hundemodelle in 3D

Stellen Sie das Material bereit.

Erklären Sie dem Klienten, wo was beim Hund ist – oder lassen Sie es sich vom Klienten erklären und ergänzen dann nur. Stellen Sie Vergleiche zum menschlichen Körper her, auch hier sind Bilder zum Vergleich gut geeignet.

- Gibt es bei einigen Rassen zuchtbedingte Unterschiede? (Zum Beispiel fehlende Zähne bei kurznasigen Rassen wie einigen Molossern oder andere Hüftstellung bei einigen Schäferhunden.)
- Machen Sie ein Körperteilememory, indem Sie Fotos der Körperteile Ihres Hundes machen, der Klient muss diese benennen und das Hundekörperteil dem entsprechenden Körperteil an seinem Körper zuordnen.
- Zeichnen Sie nur den seitlichen Umriss Ihres Hundes auf ein Blatt Papier, der Klient soll die inneren Organe einzeichnen.

10–20/10–20 min

Ein tolles Modell finden Sie unter der Suche „4d Vision Hund Anatomie Modell“. Auch das Material „Faszination Hund“ beinhaltet umfangreiches Material zur Hundesachkunde und somit auch zur Anatomie.

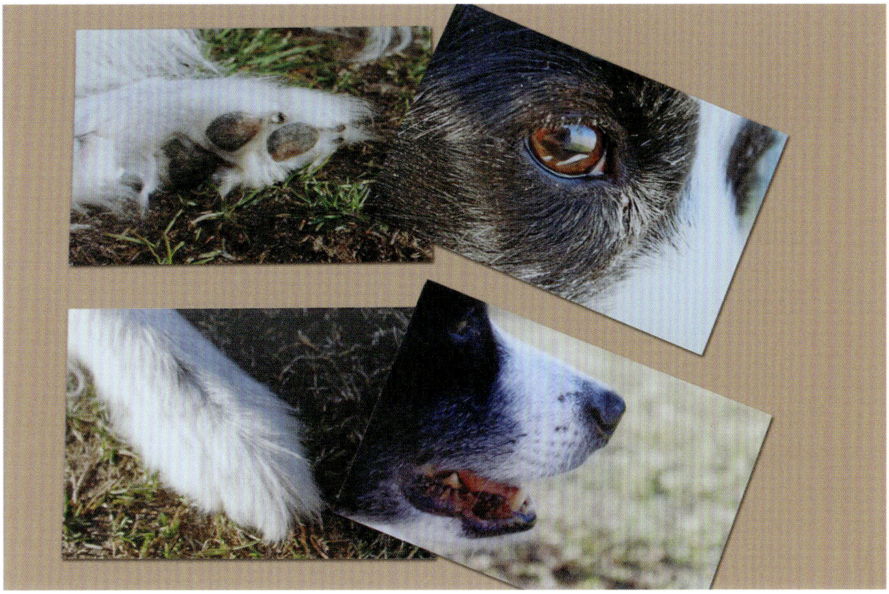

Bilder nur mit Körperstellen.

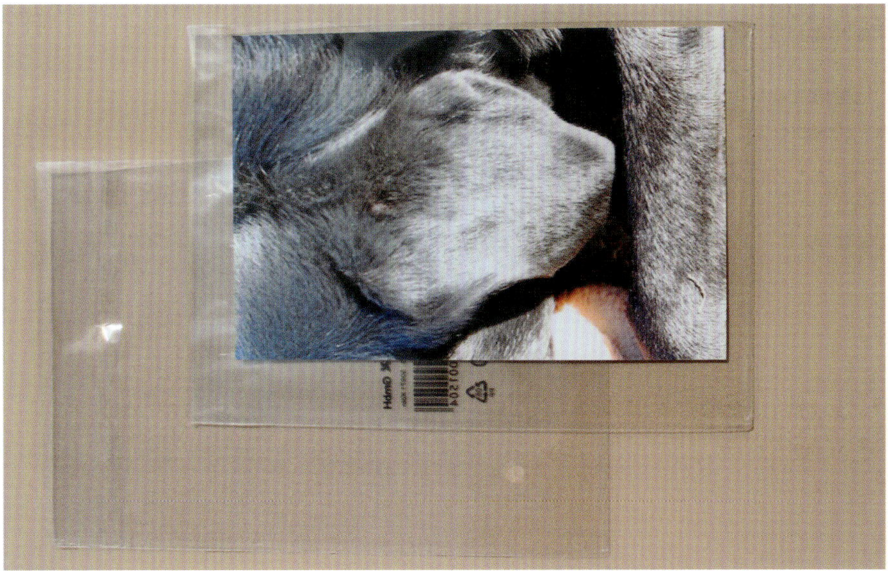

Bei der Arbeit mit Fotos kann man diese effektiv und kostengünstig in Glückwunschkartenverpackungen schützen.

26. Sachkunde 2: Körpersprache

Bilder von Hunden in verschiedenen Ausdrucksweisen wie Spielaufforderung, Angst, Aggression, neutral etc. Wenn es für Ihren Klienten nicht zu schwierig wird, können Sie hierbei auch auf Beschwichtigungs- und Stresssignale eingehen.

Basteln Sie die Karten, machen Sie Bilder von Ihrem Hund in verschiedenen körpersprachlichen Situationen oder nutzen Sie bereits veröffentlichtes Material.

Der Klient soll sich die Karten ansehen und die Körperhaltung deuten. Vorher können Sie ihn fragen, welche Körpersprache er bei Hunden kennt oder auch schon praktisch erlebt hat.

- Schauen Sie sich eine Hundedokumentation an und besprechen die dort gezeigte Körpersprache.
- Wenn Sie mit mehreren Hunden arbeiten können, beobachten Sie mit Ihrem Klienten die Hunde in freier Aktion ohne Ihr Eingreifen (nur im Notfall). Der Klient soll erzählen, was er alles beobachtet.
- Kinder im Kindergartenalter spielen auf allen Vieren auch gerne wütende, ängstliche oder verspielte Hunde nach.
- Diese Übung ist gut kombinierbar mit 2. Memoryspiel, 3. Softwürfel, 23. Flaschendrehen, 32. Aufgabe aus dem Rucksack, 34. Ball- und Apportierspiele oder 36. Kartenspiel

10–20/10–30 min

Schönes Material (eher für Kinder) dazu:

- Das Arbeitsheft des VDH (2012): 12 Regeln für den Umgang mit Hunden, zu bestellen für einen Euro oder als kostenloser Download unter: http://www.vdh.de/hundehalter/kind-hund/

- Hunde in Kita und Vorschule (2018; 2. Auflage 2022) von Kahlisch Markgraf und Grünig mit umfangreichen Zusatzmaterial

- Ein Buch mit vielen sehr anschaulichen Bildern zur Körpersprache von Hunden ist Beschwichtigen, Drohen oder nur Spielen? „Die Signale des Hundes richtig deuten" von Nemeth (2017).

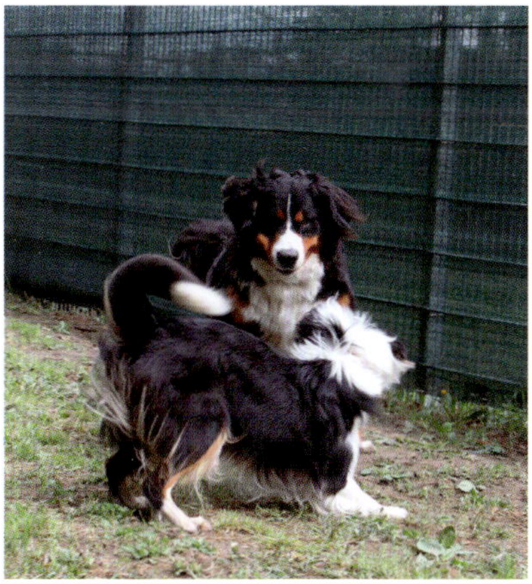

Alle Materialien bieten neben der Körpersprache auch Kopiervorlagen zu den meisten anderen hier erwähnten Sachkundeübungen.

Arbeiten Sie mit eigenen Fotos, um anderen die Hundesprache zu erläutern! Hier ist zu sehen, wie Ronja die zu wild spielenden Junghunde etwas ausbremst. Diese Fotos zeigen ein großes Repertoire an Körpersprache.

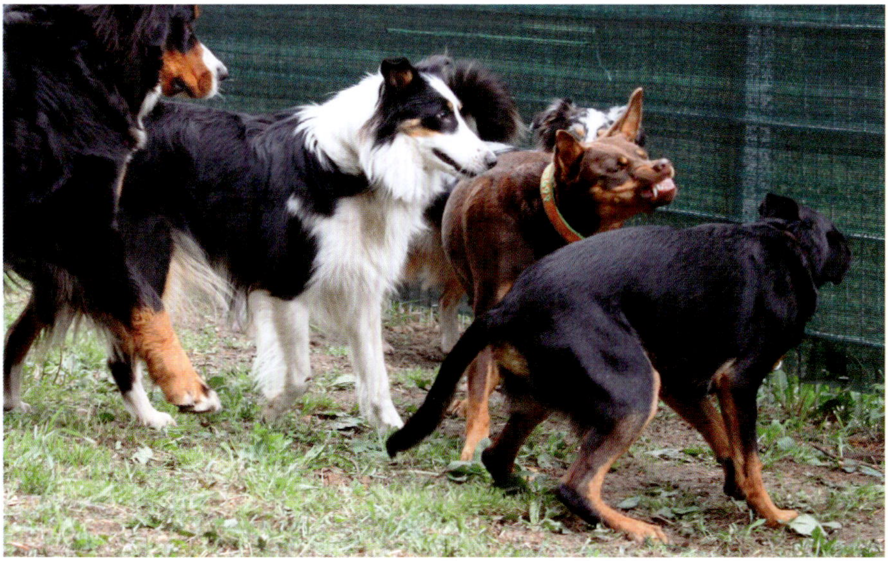

27. Sachkunde 3: Gegenstände des Hundealltags

Eine Kiste oder ein Korb und Gegenstände aus dem Alltag Ihres Hundes:

- Leine
- Halsband / Geschirr
- Bürste
- Futter
- Steuermarke
- Kotbeutel
- Spielzeug

Packen Sie die Gegenstände in die Kiste und stellen Sie diese für Ihren Klienten bereit.

Der Klient soll sich einen Gegenstand nehmen, ihn beschreiben (fühlen, riechen, hören, sehen) und erklären, wofür er gut ist. Kann man Dinge verbinden (Leine und Halsband oder Kotbeutel in den Halter packen)? Wenn der Hund anwesend ist, kann er danach eine Runde mit dem Spielzeug spielen, gekämmt werden oder ein Leckerli aus der Kiste bekommen.

Machen Sie „Ich packe meinen Koffer“ aus der Übung:

Ein Klient nimmt einen Gegenstand aus der Kiste und sagt: Ich packe „Name des Hundes“ Koffer mit „Gegenstand“, danach wird der Gegenstand wieder in die Kiste gelegt und diese zum Nächsten weitergereicht. Der wiederholt dann alle bereits genannten Gegenstände und fügt einen neuen dazu.

Sie können die Merkübung auch variieren, indem Sie alle Gegenstände zeigen und dann einen entfernen ohne, dass der Klient es sieht, dieser muss nun benennen, welcher Gegenstand fehlt.

Besonders schön ist es, wenn der Hund seinen Koffer selber zur Einheit mitbringt. Dafür benötigen Sie natürlich einen Hund, der das macht sowie einen leichten und kleinen Koffer auf Rollen, woran Sie ein Tuch oder Band für den Hund zum Ziehen befestigen können.

Alle Variationsideen stammen von Susann Leumer www.susannleumer.de

10–20/10–30 min

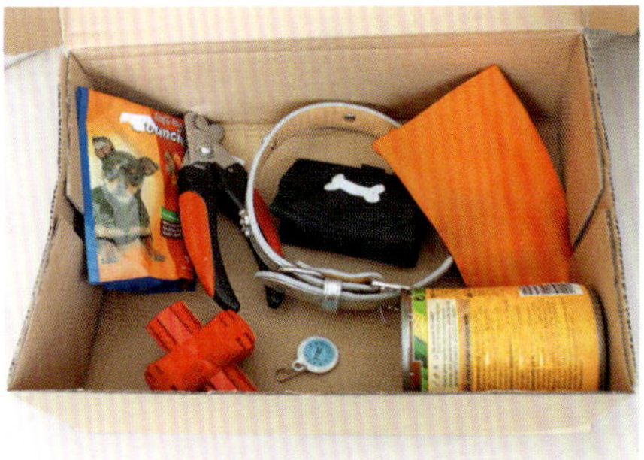

Eine Beispielkiste, die man auch gut nutzen kann, wenn der Hund mal nicht dabei ist.

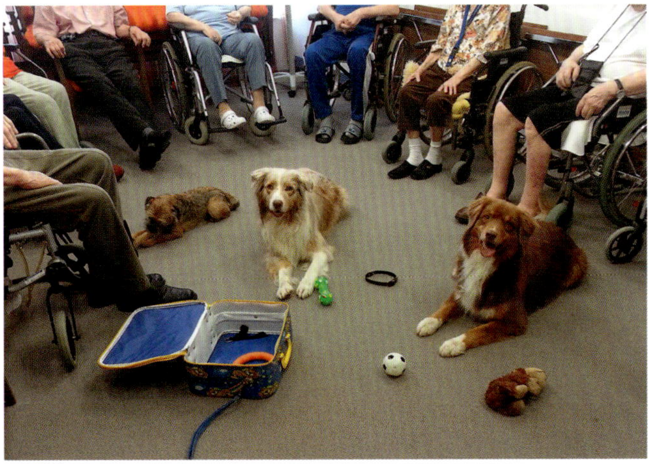

Das Trio bringt seine Sachen im rollenden Koffer ziehend selber mit.

28. Sachkunde 4: Sinne des Hundes

Eventuell Fotos, welche die Sinne von Hunden zeigen:

- Ohren für das Hören
- Nase für das Riechen
- Fell/Pfotenballen für das Tasten
- Zunge für das Schmecken
- Auge für das Sehen

(Siehe zum Beispiel Fotos von 25.)

Der Klient soll die Sinne des Hundes aufzählen (eventuell mit Unterstützung der Fotos). Was ist damit im Vergleich zum Menschen?

- Riechen: Hunde haben Riechzellen im unteren dreistelligen Millionenbereich, Menschen im mittleren einstelligen Millionenbereich.

- Hören: Hunde hören sehr viel besser, bis in den Ultraschallbereich hinein und können Geräusche besser orten als Menschen.

- Sehen: Hunde sehen weniger Farben und unschärfer als Menschen, durch die Anordnung der Augen ist das Sichtfeld des Hundes größer als das des Menschen.

- Tasten: Menschen haben zum Tasten Hände und bedingt die Füße, Hunde haben Tasthaare an den Pfoten, den Lefzen, den Augenbrauen, an den Ohren und den Beinen, ähnlich wie beim Menschen gibt es am ganzen Körper Druckrezeptoren.

- Schmecken und Zunge: der Geschmackssinn ist schwächer als beim Menschen, da der Hund deutlich weniger Geschmacksknospen hat. Die Zunge ersetzt dem Hund die fast nicht vorhandenen Schweißdrüsen, worüber der Mensch seine Temperatur reguliert, dafür hat der Hund nur seine Zunge zum Hecheln.

Diese kurze Aufzählung können Sie noch weiter ausführen, denn es gibt noch einige andere Unterschiede der Sinne bei Mensch und Hund – diese können Sie zusammen mit dem Klienten auch aus einem Buch oder dem Internet erarbeiten.

V Der Klient soll sich auch in den Hund hineinversetzen: Wie sieht ein Hund wohl, wenn er nicht alle Farben so wahrnimmt wie wir? Welche Geräusche, die wir noch als angenehm empfinden, können den Hund vielleicht schon stören? Schmecken einem Hund Gemüse oder Fleisch so wie uns? Kann ein Hund Unterschiede im Wasser riechen?

10–20/15–30 min

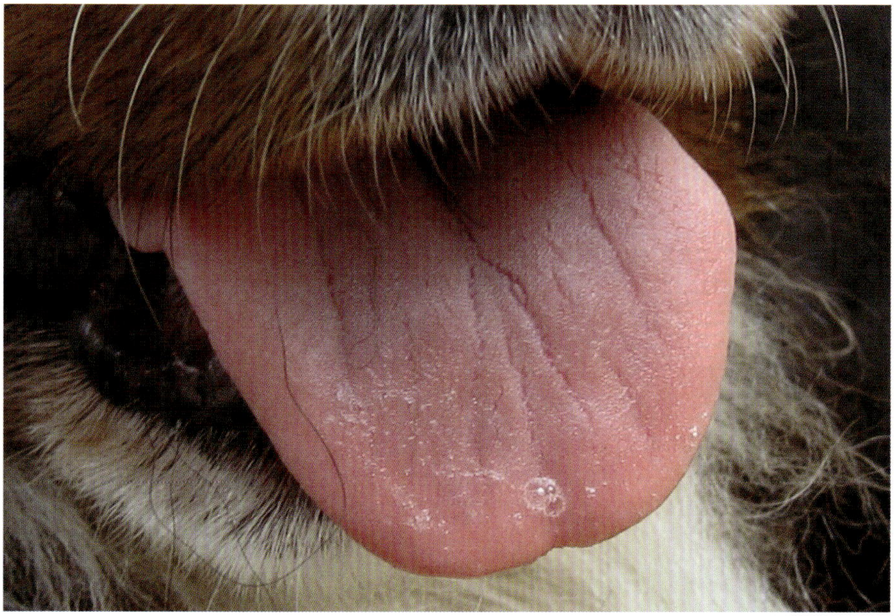

Was schmeckt wohl ein Hund?

29. Sachkunde 5: Rassen und deren Aufgaben

Bilder verschiedener Hunderassen und ein Bild, welches zu den typischen Aufgaben dieser Rasse gehört, zum Beispiel: Husky und Schlitten, Schäferhund und Polizist, Border Collie und Schaf, Terrier und Maus.

Der Klient soll die Karten einander zuordnen und erzählen, was die genaue Aufgabe dieser Rasse ist. Welche Aufgabe hat der Besuchs-/Therapiebegleithund laut seiner Rasse (ursprünglich)? Zum genaueren Nachforschen können Sie hier auch wieder auf Rassebücher und das Internet zurückgreifen.

- Neben Ihren Karten soll der Klient andere Rassen mit ihren eher weniger bekannten Arbeitsaufgaben aufzählen (zum Beispiel der Dalmatiner als Kutschbegleithund oder der Rhodesian Ridgeback als Löwenjäger).

- Hat der Klient schon einmal „arbeitende" Hunde gesehen?

- Welche Rassen kennt der Klient allgemein?

- Man kann die Rassen in die jeweiligen Gruppen der FCI einordnen, oder ganz speziell den anwesenden Hund – wer sind seine engsten Hundeverwandten? Wo sind Unterschiede und was ist gleich? Gibt es Variationen in der Rasse?

- Ab S. 188 finden Sie eine Aufzählung der in diesem Buch abgebildeten Hunde, damit können Sie auch arbeiten.

10–20/10–30 min

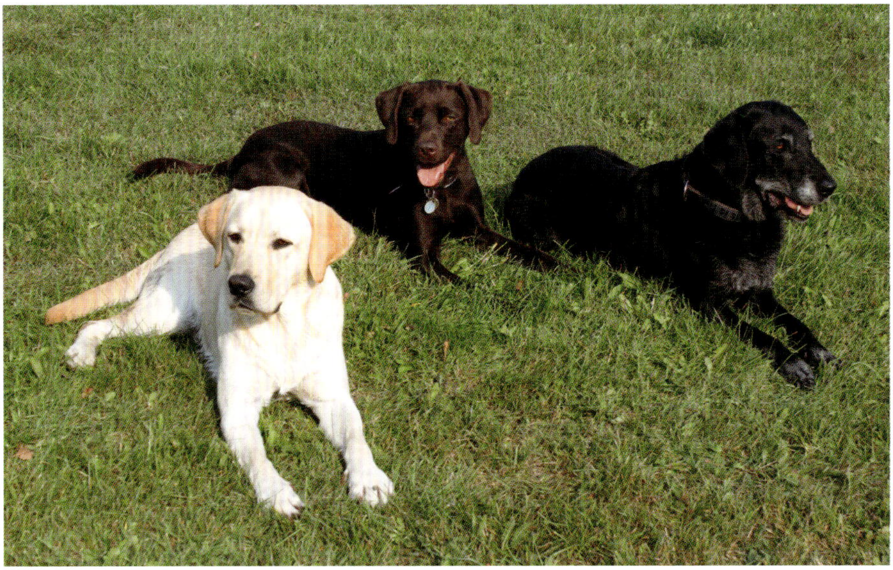

Besprechen Sie auch Rassevariationen mit Ihren Klienten.
Hier sind drei Labrador Retriever in den drei Farbvariationen zu sehen – welche Unterschiede gibt es noch?

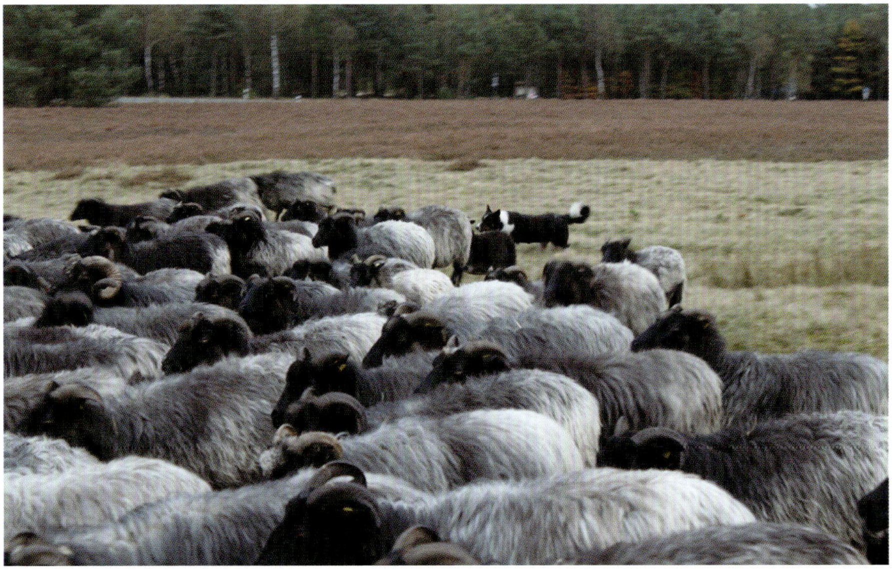

Wo ist der arbeitende Border Collie zwischen den Heidschnucken?

30. Sachkunde 6: Umgang mit Leine und Co.

Eine kleine Auswahl an Leinen, Halsbändern und Geschirren. Mindestens eine Leine und Halsband sowie dazu ein Halsband oder Geschirr zum Vergleichen. Dazu können dann weitere unterschiedliche Leinen kommen, Zughalsbänder mit und ohne Stopp, weiche gepolsterte und eher „harte“ Halsbänder, Kettenhalsband, Geschirr einfach, Geschirr gepolstert – Sie kennen ja die Bandbreite des Marktes.

Der Klient darf jetzt testen, wie sich die verschiedenen Ausführungen anfühlen – weich, hart, angenehm oder eher unangenehm? Danach darf der Klient alles an seinem Handgelenk testen (nur an diesem), Halsband und Co. sind dabei an einer Leine befestigt, wodurch Sie oder eine andere Person in Gruppeneinheiten und der Klient Druck auf das Handgelenk ausüben können. Wie fühlt es sich jetzt an? Der Klient soll eine Reihenfolge von angenehm bis unangenehm festlegen.

Hinter dieser Idee steckt vor allem für den pädagogischen Bereich die Idee, dafür zu sensibilisieren, welches Equipment wie wirkt und den Blick der Klienten für hundefreundliches Zubehör zu schärfen.

Während die Leine von Ihnen oder einem anderen Klienten gehalten wird, können Sie auch auf das richtige Halten einer Leine eingehen. Diese sollte nämlich nicht in einer Schlaufe um die Hand gelegt werden (wenn der Hund zieht, kann man mitgezogen werden, weil man nicht rechtzeitig loslassen kann), sondern in Schlaufen in die Hand genommen werden, so kann man in einer Gefahrensituation oder einem Überraschungsmoment einfach loslassen.

- Lassen Sie den Klienten bei anwesendem Hund mit dessen Halsband oder Geschirr vergleichen. Ist das wohl angenehm für den Hund?

- Ich persönlich habe auch immer ein Stachelhalsband dabei, da es tierschutzrelevant ist und kein Hund damit Erfahrungen machen sollte. Da ich es aber oft an Hunden sehe, finde ich hier die Aufklärung ganz wichtig. Hier ist es eine ganz individuelle Entscheidung, ob man es zum Kennenlernen vorstellt – immer unter den negativen Aspekten, die es hervorruft.

- Das Gegenteil vom Stachelhalsband, das ich auch immer dabei habe, ist ein Pferdehalfter, da man damit wunderbar und sehr kostengünstig das Erleben des Hundes mit einem Geschirr am Klienten nachstellen kann. Dieses wird dem Klienten am Nackenstück um den Hals gelegt, an den beiden seitlichen Ringen auf Rippenhöhe des Klienten werden die Leinen befestigt.

- Generell unbedingt darauf achten, dass die Klienten bis auf das Halfter alles nur am Handgelenk testen.

10–15/15–30 min

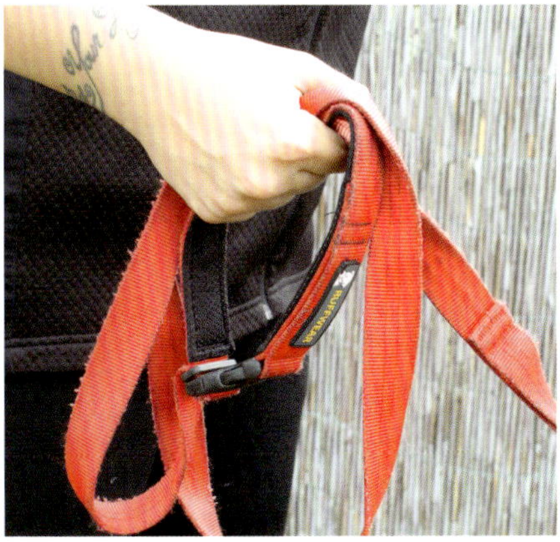

Ungünstiges Halten der Leine in Schlingen um die Hand. Im Notfall könnten Finger eingeschnürt werden.

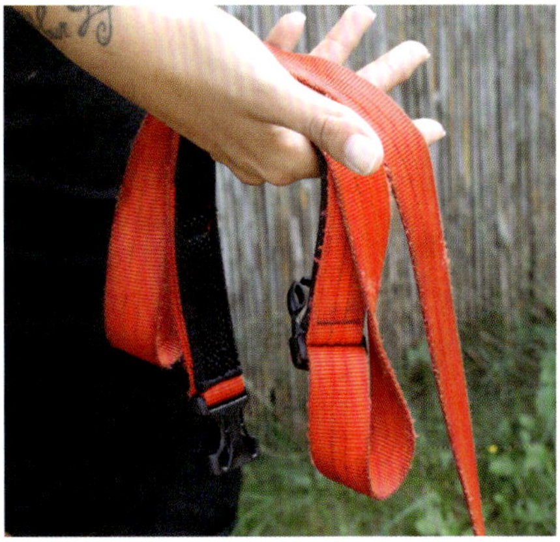

Wird die Leine in Schlaufen auf die Hand gelegt, können diese im Notfall immer losgelassen werden.

Beispiele

... mit Hund durchführbar

Nachdem Sie nun die ersten 30 Anregungen erhalten haben, was Sie alles machen können, um auch ohne Hund Besuche und Therapien mit Hundebezug leisten zu können, folgen nun die restlichen der 77 Ideen. Hierfür benötigen Sie Ihren Hund unbedingt.

Bitte denken Sie daran, vorher zu Hause mit Ihrem Hund zu üben und sich wirklich nur die Übungen herauszusuchen, welche Ihr Hund gerne macht.

Nun viel Spaß beim Ausprobieren!

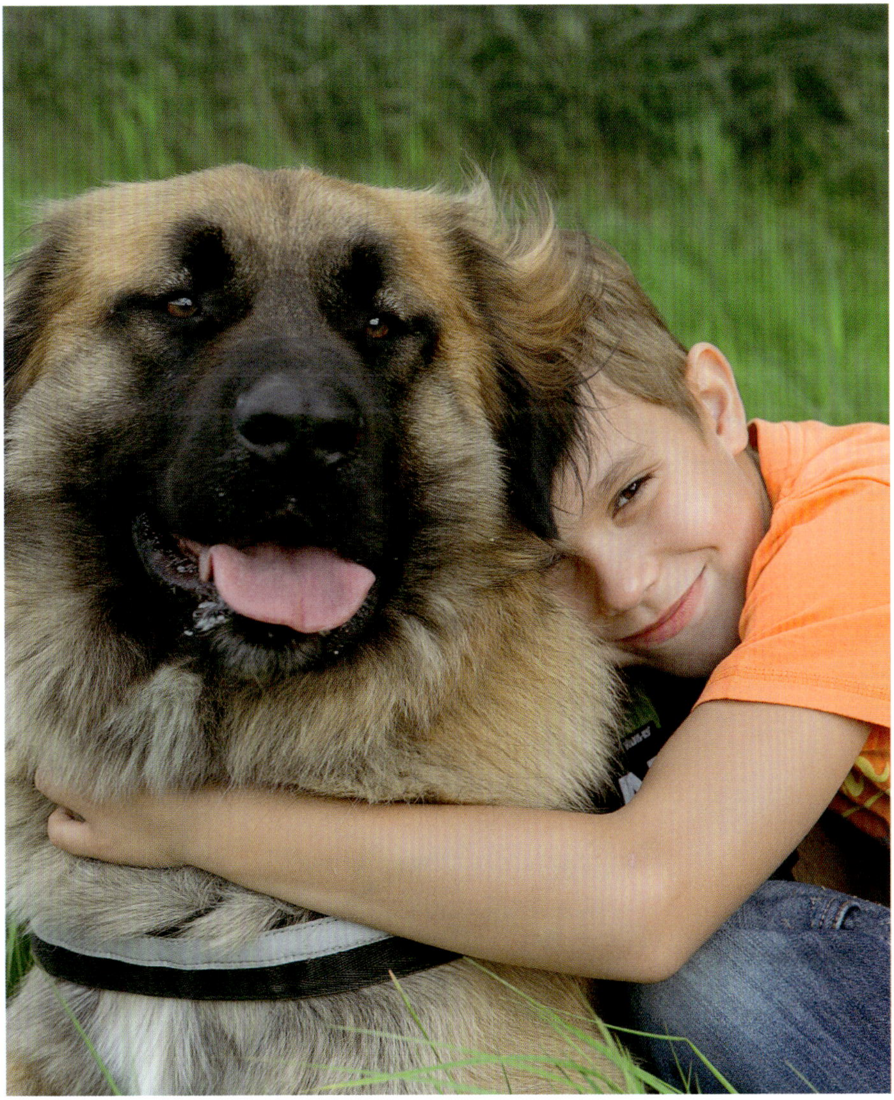

31. Sachkunde 7: Puls, Atmung

Eventuell ein Buch, in dem etwas zu den Normwerten bei Hunden steht, wie z.B. Grundel, Notfallbuch für den Hund.

Der Klient darf die Normwerte Atem und Puls des Hundes im Ruhezustand messen, entweder er misst diese, dokumentiert und vergleicht sie mit den Werten in der nächsten Sitzung und/oder er vergleicht diese mit den Normwerten von Hunden:

- Atemfrequenz (Atemzüge: 20–30/min. → groß, 15–50 → klein, Welpe)

- Puls (Schläge: 70–100/min. → groß, 80–130 → mittel, 90–160 → klein, Welpe)

Gut zur Messung des Pulses eignet sich die Oberschenkelschlagader (etwa mittig in der Innenseite des Oberschenkels – also hinterer Lauf. Bitte dafür nicht den Daumen nutzen, sonst wird vielleicht der eigene Puls gespürt. Zur Messung der Atemfrequenz sollte der Hund ruhig und entspannt liegen, die Klient zählt einfach mit, wie oft sich der Brustkorb hebt. Alternativ kann er zum Zählen auch vorsichtig die Hand auf den Brustkorb legen. Messen Sie beides nur 15 Sekunden lang und multiplizieren dann mit vier oder lassen Sie eine Minute durchzählen. Nicht direkt messen, aber informieren können Sie zur Körpertemperatur bei Hunden: (37,5–39,0 °C; jüngere bis 0,5 höher/Fieber ab 39,5 °C).

- Lassen Sie den Klienten die Werte des Hundes mit seinen eigenen vergleichen. Die Normwerte des Menschen sind übrigens:
  Atemfrequenz (Erwachsene 15–20, Kinder 14–20)
  Puls (Kinder 80–100, Erwachsene 60–80).

- Vergleichen Sie auch mit anderen Tierarten oder der Haustierrasse zu Hause.

- Mit Punkt 25. können Sie einen Zusammenhang zur Hundeanatomie herstellen.

8–15/10–20 min

Eine schöne Broschüre zum kostenlosen Download oder Bestellen, aus welcher auch meine oben genannten Werte stammen, finden Sie unter: www.susyutzinger.ch/de/aktivitaeten/broschueren-und-plakate/erste-hilfe-fuer-hund-und-katze/

32. Aufgabe aus dem Rucksack

Trekking-Rucksack für Ihren Hund oder Seitentaschen für ein Klettgeschirr und Bild oder Aufgabenkarten.

Bereiten Sie die Karten vor, welche der Hund mitbringen soll. Sie könnten zum Beispiel die von 2. Memoryspiel, 3. Softwürfel, 8. berühmte Hunde, 22. Hundequiz oder 34. Ball- und Apportierspiele nutzen. Bevor Ihre Einheit mit dem Klienten beginnt, ziehen Sie dem Hund den Rucksack oder das Geschirr mit den Seitentaschen an, verstauen Sie darin die Karten.

Der Hund läuft damit zu dem Klienten und dieser nimmt sich eine oder mehrere Karten aus dem Rucksack und bearbeitet diese. Achten Sie bei schlecht sehenden oder an Demenz erkrankten Klienten unbedingt darauf, dass sich der Rucksack deutlich vom Hundefell, beziehungsweise die Kletttaschen deutlich vom Rest des Geschirrs abheben.

Sie können in dem Rucksack abhängig von der Größe Ihres Hundes auch andere Dinge verstecken:

- Die Plastikeier aus den Schokoeiern mit Überraschung für Kinder oder alternativ – wer sie noch hat – Filmdosen. Hier sind dann die Aufgaben drinnen, welche gelöst werden sollen.
- Kleine Säckchen aus unterschiedlichen Stoffen und Farben, in denen auch wieder Bilder oder Aufgaben drinnen sein können.
- Gegenstände aus dem Hundealltag (siehe 27.).

Abhängig von den gewählten Bilder- oder Aufgabenkarten.

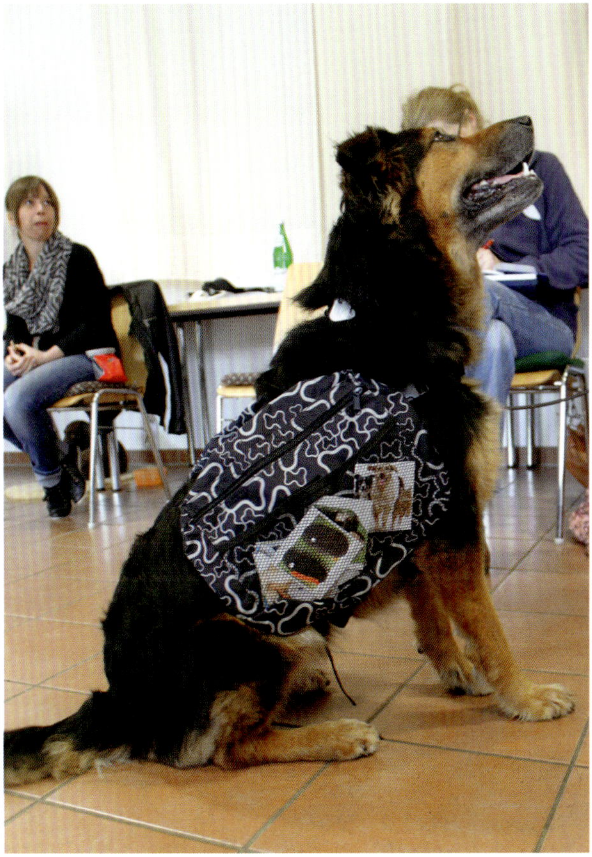

Elsa hat im Rucksack Karten gebracht. Bei dieser Übung bitte darauf achten, dass sich die Personen nicht über den Hund lehnen, da dieser das als unangenehm empfinden könnte, sondern die Karte direkt aus der ihnen zugewandten Seite herausnehmen.

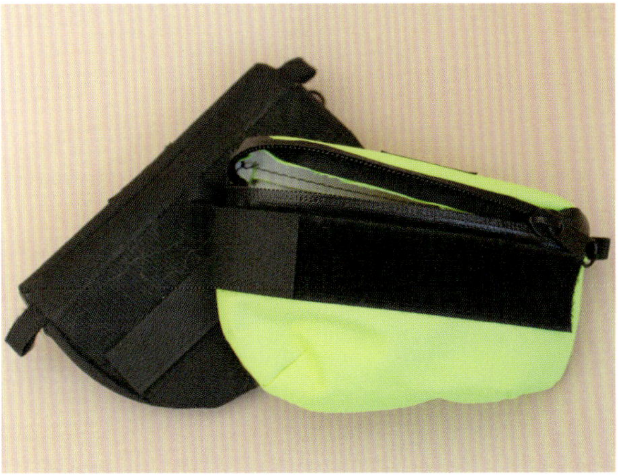

Zum Rucksack sind Kletttaschen für die entsprechenden Geschirre eine gute Alternative.

33. Verstecken und Deckenspiele

Material, das versteckt werden soll und vom Hund gerne gesucht wird (Leckerli oder Spielzeug), eventuell Zubehör wie Decke oder Handtuch.

Legen Sie alles bereit.

Ihr Klient soll etwas für den Hund verstecken (der Hund kann dabei nicht zusehen). Er muss dabei bedenken, dass der Hund es auch finden kann – es sollte also nicht zu leicht und nicht zu schwer sein. Unterstützen Sie den Klienten bei der Auswahl! Es können auch Dinge direkt am Klienten versteckt werden, wenn dieser es möchte (unter dem Schuh, in der Hand, im Sitzen am Oberschenkel, zwischen Strumpf und Hose). Das ist auch eine tolle Übung für draußen – denn Busch, Staude, Gartenmöbel, Steine und Co. weiter eignen sich wunderbar zum Verstecken!

- Ihr Klient versteckt sich und soll vom Hund gefunden werden.
- Es darf nur auf/hinter oder unter den Gegenständen versteckt werden.
- Es darf nur bei bestimmten Farben versteckt werden.
- Lassen Sie das Objekt in einem Handtuch verstecken, dieses kann auch zusammengerollt werden.
- Wenn Ihr Hund zuverlässig liegen bleibt, wo er soll, können Sie auch ihn verstecken und der Klient muss den Hund suchen. Das geht aber nur, wenn wirklich viel Platz zur Verfügung steht.

- Ideal sind extra genähte Schnüffeldecken wie die nach einer Idee von Anja Friese – Tiergestützte Therapie Chemnitz:

Man nimmt Handtücher in verschiedenen Größen und Farben sowie einen Waschlappen. Alles wird in der Mitte zusammengenäht (der Größe nach sortiert, das größte Tuch ist dabei unten). Wie ein Kreuz, so dass die Ecken alle offen sind. Dann kann man Leckerlis oder Gegenstände in den verschiedenen Etagen verstecken lassen. Sie können das auch wieder mit gezielter Förderung verbinden, wie etwa, dass rote Leckerlis nur unter das rote Tuch dürfen, gelbe nur unter das gelbe Tuch und so weiter.

10–20/10–30 min

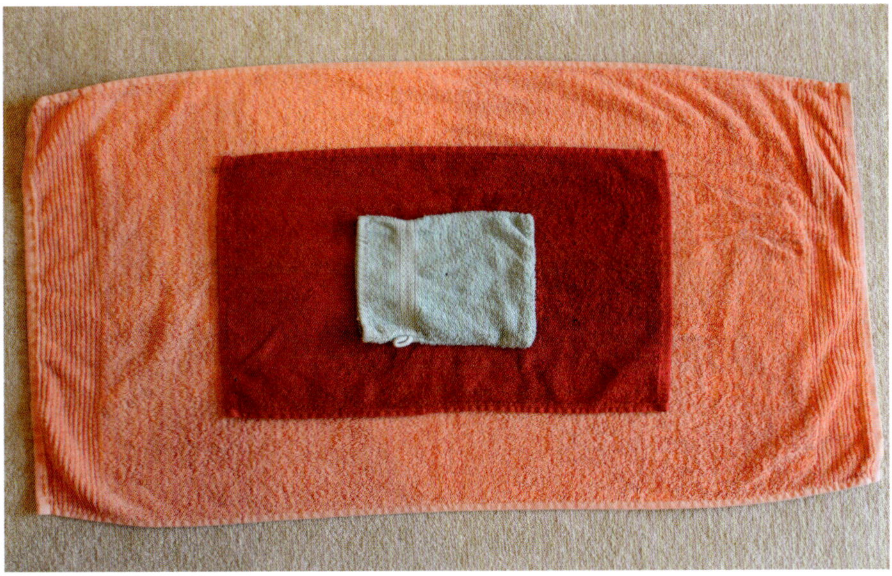

Die Größen und Farben der Suchdecken können Sie individuell gestalten.

34. Ball- und Apportierspiele

Bälle, Kuscheltiere, Spielzeug und andere Dinge, welche sich apportieren lassen.

Das Apportieren und Ballspiele an sich sind bekannt, ich möchte Ihnen daher folgend einige Varianten zum klassischen Ballspiel und Apportieren aufzählen:

- Bälle in verschiedenen Farben, Materialien und Größen nutzen. Entweder apportiert der Hund den Ball, welchen der Klient benennt. Oder Sie nehmen die einfachere Variante für den Hund – er apportiert irgendeinen Ball und der Klient benennt dann Größe, Farbe, Material.
- Das Gleiche gilt für Kuscheltiere und Hundespielzeug.
- Bei Bällen kann man dem Hund beibringen, dass er diese mit der Nase von einem Klienten zum Nächsten spielt, dann darf der Klient ein Zuspiel zu einem anderen Klienten machen und danach ist wieder der Hund dran.
- Lassen Sie den Hund das Arbeitsmaterial für die Einheit in einem Körbchen apportieren. Um es dem Hund hier angenehmer zu machen, können Sie die Stelle am Griff, welche der Hund im Maul hat, etwas polstern.
- Der Hund kann auch kleine Säckchen oder die großen Plastikeier, welche in den großen Schokoladeneiern mit Überraschung zu Ostern oder Weihnachten enthalten sind, apportieren. In

diesen sind dann spezifische Arbeitsaufgaben für den Klienten. Sie können auch die Karten von 2. Memoryspiel, 3. Softwürfel, 8. berühmte Hunde, 22. Hundequiz oder 32. Aufgabe aus dem Rucksack dafür nutzen.

- Eine schöne Idee von Meike Heyer, insbesondere für die pädagogische Arbeit, ist das Apportieren von Aufgaben an gepolsterten Schlüsselanhängern: Sie benötigen dafür mehrere Schlüsselanhänger aus Stoff und laminierte, gelochte Aufgabenkarten, welche an diesen befestigt werden können. Natürlich können Sie hier auch wieder die zuvor genannten Karten nutzen oder ganz gezielte Aufgaben zum beispielsweise Rechnen, Lesen, Schreiben oder Bewegen stellen.

Die Schlüsselanhänger könnten wieder unterschiedliche Farben oder Materialien aufweisen. Wer gut im Basteln ist, kann sich auch selber Schlüsselanhänger herstellen – so können Sie diese selber nähen oder aber auch an Spielseile, nicht zu große Kuscheltiere, für den Hund ungefährliche Apportierhölzer oder an die Apportiersocke (siehe 17.) einen Karabiner annähen, an dem Sie dann die Aufgaben befestigen können.

5–20/10–30 min, eher individuell, abhängig davon, ob Sie mit zusätzlichen Aufgabenkarten arbeiten.

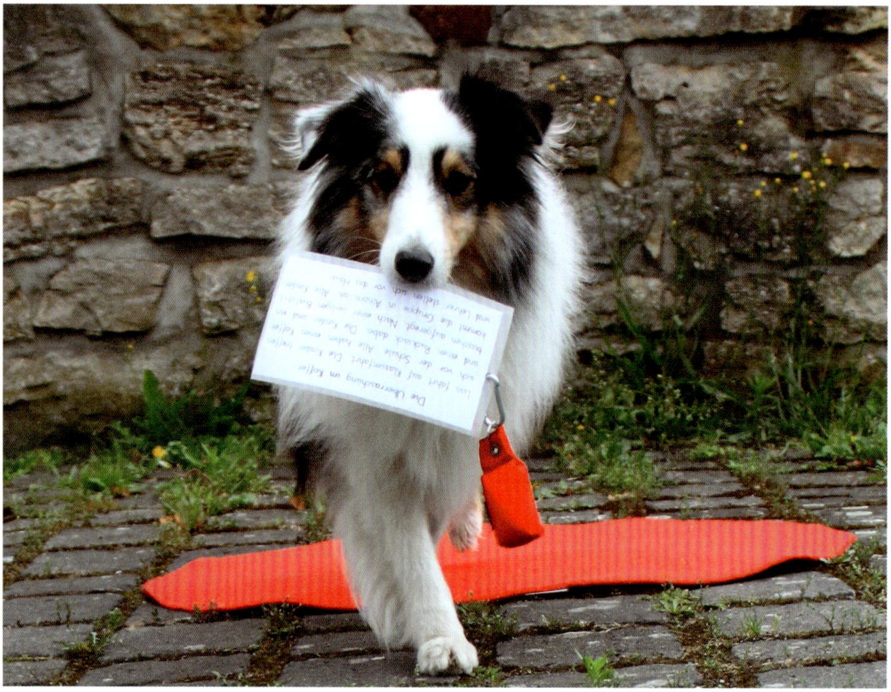

Lex apportiert von seiner Arbeitsdecke aus eine Aufgabenkarte. Dieses Mal direkt an der einlaminierten Karte und nicht wie sonst am Schlüsselanhänger.

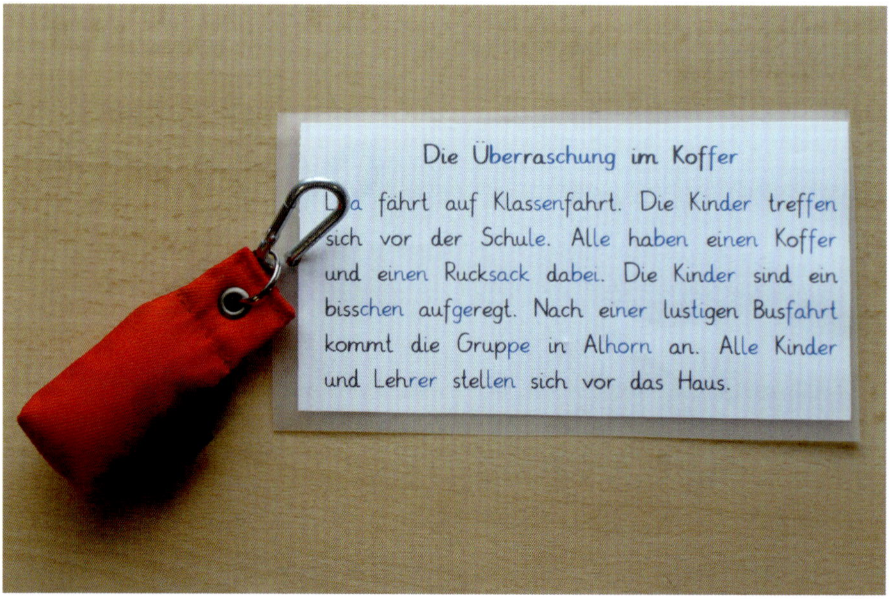

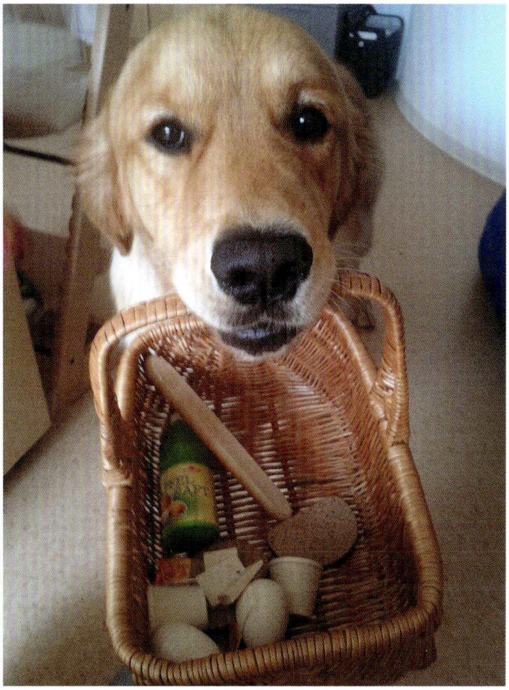

Diego apportiert einen Korb mit Arbeitsmaterial für den Klienten.

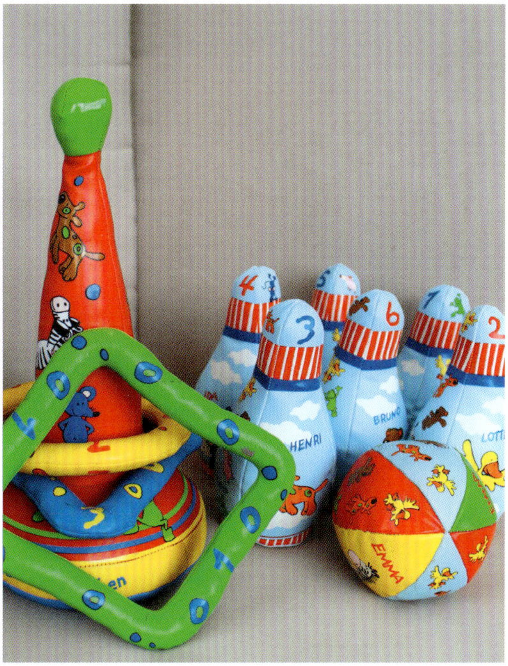

Auch bei klassischen Kinderspielen ergeben sich verschiedene Möglichkeiten des Apportierens.
Der Hund sollte hierbei aber nicht auf das Endlos-Apportieren reduziert werden! Die Abbildung zeigt sehr weiches Material.

35. Tricks machen lassen und Trick beibringen

Individuelles Zubehör für Tricks.

Überlegen Sie, welche Tricks Ihr Hund so sicher beherrscht, dass er diese auch ausführt, wenn der Klient ihm die Aufforderung dazu gibt. Wenn Sie es dem Klienten zutrauen, dass er mit Ihrer Hilfe dem Hund einen neuen Trick beibringen kann, überlegen Sie, welcher Trick dafür geeignet wäre. Sie können dem Klienten in einem Buch auch eine Auswahl zur Verfügung stellen und dann zusammen mit dem Buch den Trick erarbeiten. Lassen Sie aber nur Klienten einen neuen Trick beibringen, die entsprechend sensibel auf den Hund eingehen können und auch zur richtigen Zeit loben!

Folgend eine Auswahl an Tricks:

- Pfötchen geben
- Winken lassen
- Rolle
- Fünf geben lassen
- Bellen auf Kommando
- Einen kleinen Teppich oder Läufer ausrollen
- Im Kreis drehen
- Slalom um die Füße laufen

Tricks machen lassen: 5–10/10–15 min
Tricks selber beibringen: vom Hund abhängig

Literatur zum Thema, die leicht nachzuvollziehen ist:

„Lernspiele für Hunde" Laurence (2012)
„Dog Tricks" von Ray und Harding (2008)

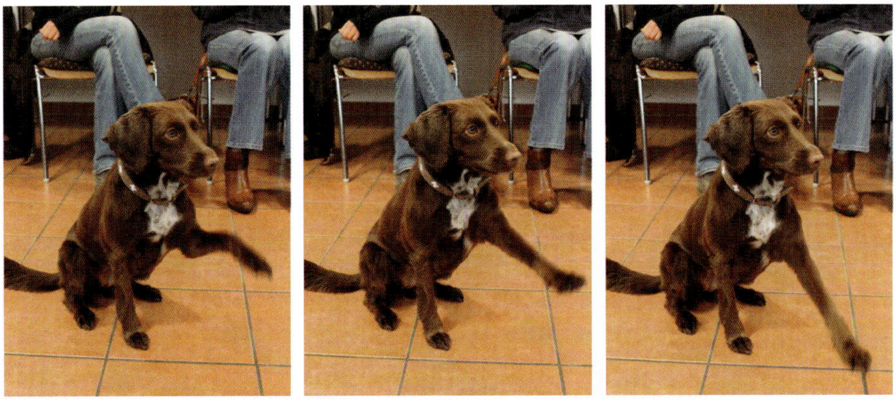

„Winken“ ist ein sehr beliebter und eher leicht zu erlernender Trick.

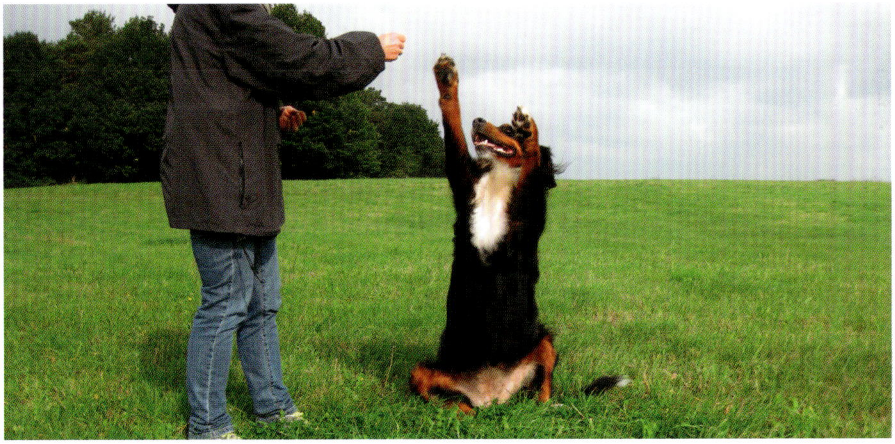

So kann Winken auch aussehen.

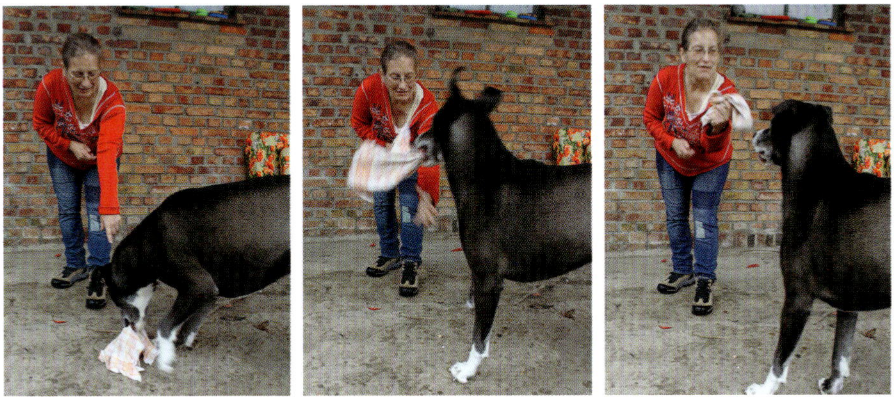

Ein Tuch geben lassen ist eher etwas für Profis.

36. Kartenspiel

Für diese Idee von Ines Möbius benötigen sie laminierte spezifische Aufgabenkarten oder Karten von 2. Memoryspiel, 3. Softwürfel, 8. berühmte Hunde, 22. Hundequiz, 32. Aufgabe aus dem Rucksack, 34. Ball- und Apportierspiele.

Der Klient oder Sie halten die Karten in der Hand und der Hund soll mit der Aufforderung „Zieh Karte!" eine daraus ziehen. Diese wird dann von dem Klienten bearbeitet.

Der Hund bringt die Karten in einem Korb (siehe 34. Apportierspiele) oder Koffer (siehe 27. Sachkunde 3) mit und der Klient zieht sich daraus eine Karte.

5–30/5–30 min, sehr flexibel, je nachdem, ob man es nur einmalig zum Einstieg macht oder das Kartenziehen währen der Einheit immer wieder mal wiederholen lässt.

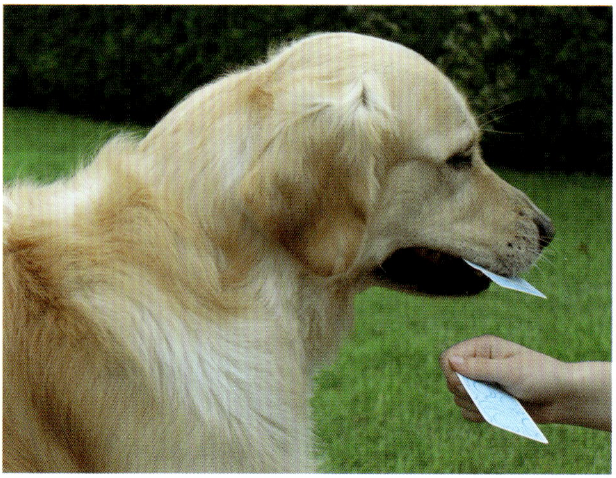

Lenny beherrscht das Kartenziehen perfekt.

37. Springen lassen

Bei Bedarf Reifen, Leine, Naturhindernisse oder sonstige Dinge zum Überspringen.

Bevor Sie diese Übung durchführen, überlegen Sie, welche Hindernisse der Größe Ihres Hundes entsprechen und ob diese unter Betrachtung des Bodens, auf dem gesprungen werden soll, immer noch geeignet sind. Die Hindernisse dürfen nicht zu hoch sein und der Hund darf bei dem Springen auf glatteren Böden nicht ins Rutschen kommen!

Die Klient soll den Hund springen lassen – durch die Aufforderung oder ein Leckerli beziehungsweise Spielzeug, welches über das Hindernis geworfen wird, damit der Hund hinterherspringt. Sehr gut in der Umsetzung ist es auch, wenn der Hund vor dem Hindernis durch den Klienten Platz oder Sitz machen soll und dann dort wartet, bis der Klient hinter das Hindernis gegangen ist, um den Hund zu rufen. Dieser sollte dann über das Hindernis springen, um zum Klienten zu gelangen.

Einige Beispiele für Hindernisse:

- Die Leine Ihres Hundes. Diese hält je ein Klient fest, hier können Sie auch sehr fein in der Höhe variieren lassen.

- Durch einen Reifen, diesen können Sie in Ein-Euro-Läden sehr preiswert erwerben. Auch hier kann die Höhe durch den Klienten wieder sehr fein dosiert werden.

- Bücher, die übereinander gestapelt werden

- Boxen nebeneinander aufgereiht

- Kuscheltiere aneinander gereiht

- Große, lange Partystrohhalme, die vom Klienten gehalten werden, hier kann auch mit verschiedenen Farben gearbeitet werden.

- Wenn Sie draußen arbeiten, nutzen Sie auch Naturhindernisse: Baumstümpfe zum Draufspringen, abgebrochene Äste (aber nur, wenn diese glatt sind und keine Verletzungsgefahr für Hund oder Klient besteht), umgefallene Bäume (diese sind auch gut zum darauf Balancieren geeignet) oder kleine Pfützen zum Darüberspringen.

- Nutzen Sie Ihren Klienten als lebendes Hindernis wie in 43. Körpereinsatz.

- Natürlich gibt es auch professionelle Hundehürden, die man sich kaufen könnte. Diese sind aber oft sehr sperrig und daher eher schlecht für die (mobile) Arbeit geeignet. Es gibt aber auch Hindernisse für Kinder zum Spielen, diese sind kleiner, leicht und gut zu transportieren. Zudem kann man hier auch wieder mit unterschiedlichen Farben arbeiten. Im Internet finden Sie solche Sets unter dem Suchwort: Kegelhürden kaufen.

10–20/10–20 min

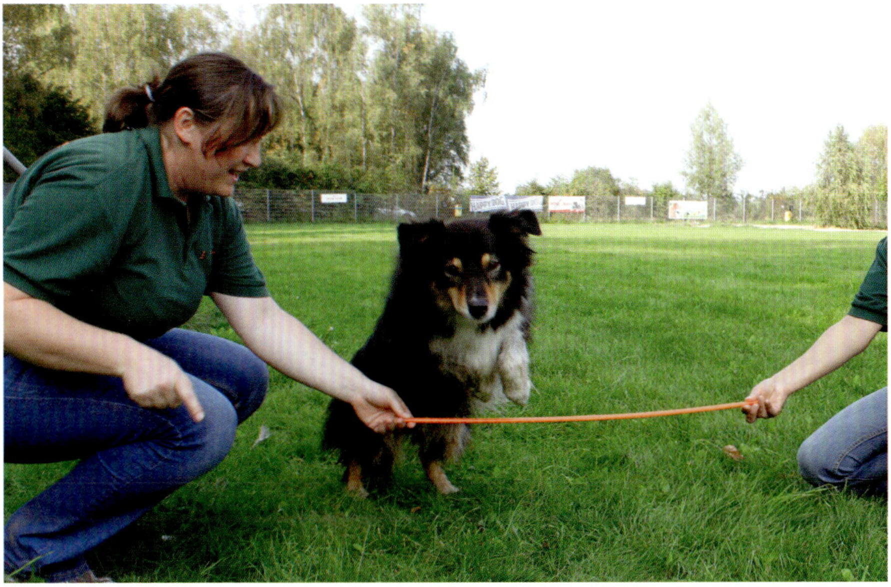

Springen über einen leichten, gut zu verstauenden Partystrohhalm.

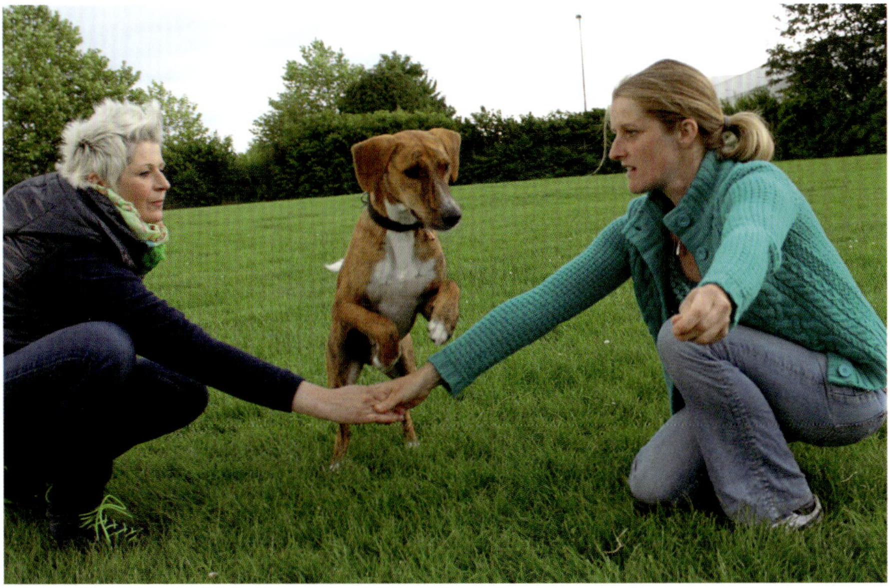

Oder benutzen Sie doch einfach die Arme!

38. Leckerlispender

Leckerlispender gekauft oder selber hergestellt und Leckerlis

Überlegen Sie, was Sie mit dem Leckerlispender beim Klienten bewirken möchten (Feinmotorik, Farbbenennung, Handlungskette abarbeiten, rollen lassen) und schaffen Sie sich einen passenden Spender an oder stellen diesen selber her.

Der Klient soll den Leckerlispender befüllen (wenn nötig mit Ihrer Hilfe) und dann dem Hund geben. Es gibt sehr unterschiedliche Ausführungen – der Standard ist wohl die Ballform, hier kann der Klient dem Hund den befüllten Ball zurollen. Es gibt aber auch andere Ausführungen wie etwa einen Knochen, an dessen Enden man Leckerlis hineinstecken kann. Dieser kann dann vom Klienten festgehalten werden, während der Hund versucht, an das Leckerli zu kommen. Oder aber auch die Eiformen, welche am breiten Ende befüllt werden und beim Werfen schön springen.

- Der Hund kann die Leckerlispender in einem Korb oder Koffer mitbringen (siehe 27. Sachkunde 3 oder 34. Apportierspiele).

- Fertigen Sie (mit Ihren Klienten) selber Leckerlispender an, wie etwa die Leckerlirolle von 17. Hundespielzeug basteln.

Oder schneiden Sie in eine Plastiktrinkflasche mehrere kleine Löcher, die kleiner sind als der Deckel. Durch den Flaschenhals wird dann befüllt und die kleinen Leckerlis können durch die Löcher wieder hinausfallen. Hierbei aber unbedingt darauf achten, dass keine scharfen Kanten entstehen, an denen der Hund sich verletzen könnte!

Sie können auch in eine Socke Löcher schneiden (lassen), Leckerli hinein, oben zubinden und los kann es gehen.

Oder schneiden Sie mit einem Messer in die länglichen Röhrenverpackungen von Kartoffelchips Löcher, aus denen Leckerlis hinausrollen können, befüllt wird über den Deckel. Diese Rollen können Sie mit weißem Papier bekleben und individuell vom Klienten verzieren lassen. Eine ganz einfache Möglichkeit sind zudem die Papprollen von Küchentüchern: Leckerli rein, die Enden zugedrückt und los geht der Suchspaß!

Ein kleiner Exkurs dazu, den Klienten kreativ in die Materialgestaltungsprozesse mit einzubinden: Ich habe bei dem Thema Verzierenlassen und Anmalen (was ja bereits schon mehrmals angeregt wurde und in diesem Kapitel auch noch öfters folgen wird) schon von vielen Seminarteilnehmern gehört: „Ja bei Kindern, aber bei Senioren?“ Ja, bei Senioren! Warum nicht? Auch diese sind, wenn sie schon immer ein kreativer Typ waren, auch im Alter noch gerne kreativ und gestalten dann auch das Material für den Hund gerne! Insbesondere an Demenz erkrankte Personen kann man noch sehr lange durch kreative Angebote fördern.

Probieren Sie es einfach einmal aus, wenn Sie denken, dass der Klient Spaß daran hätte – mehr als ein „nein“ kann Ihnen nicht passieren!

5–15/10–20 min

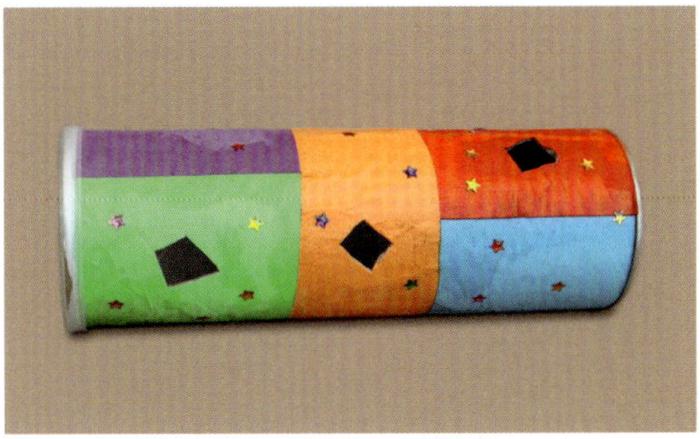

Ein selbst gemachter Spender aus einer Chipsverpackung.

39. Leckerlis sortieren

Verschiedene Leckerlis und eventuell einen Sortierteller. (siehe S. 51)

Packen Sie die vermischten Leckerlis in die Mitte des Sortiertellers oder auf den Tisch.

Der Klient soll die Leckerlis sortieren (nach Farbe, Form oder Größe). Wenn er fertig ist, darf er dem Hund ein Leckerli generell oder ein Leckerli aus jeder Kategorie beziehungsweise alle einer Kategorie geben.

- Anstelle des Sortiertellers können Sie kleine Kästchen nutzen (zum Beispiel, dass die gelben Leckerlis in das gelbe Kästchen kommen).
- Nutzen Sie ein unterteiltes Blatt Papier, auf das die Leckerlis dann entsprechend gelegt werden sollen (zum Beispiel sollen die gelben Leckerlis auf den Abschnitt gelegt werden, wo ein „g“ ist) ein Beispiel dafür finden Sie unter 56. Spiele mit dem Tablett.

5–15/5–15 min

Suchwort für einen Sortierteller bei der Internetrecherche: Material-Sortier-Palette

40. Tunnel und Kriechenlassen

Material zum Kriechen- oder Durchlaufenlassen des Hundes (Stuhl, Agilitytunnel, Pappkarton).

Überlegen Sie, welche Möglichkeiten Sie haben, Ihren Hund irgendwo durchlaufen zu lassen. Beispiele sind:

- Unter einem Stuhl/Tisch hindurchlaufen lassen (eventuell mit Lagebestimmung – von hinten nach vorne, von links nach rechts)
- Sie können auch mit einer hochgehobenen Decke arbeiten.
- Oder nutzen Sie wieder die Leine zum Hindurchlaufen.
- Nutzen Sie Pappkartons – diese können auch von dem Klienten gestaltet werden.
- Sie können zudem den klassischen Hundetunnel benutzen, dieser kann aber gerade in kleineren Räumen zu lang sein. Eine preiswerte Alternative sind die Pop-Up-Gartensäcke, die nach dem gleichen Prinzip wie Hundetunnel aufgebaut sind – wenn Sie hier den Boden herausschneiden, haben Sie einen tollen kurzen Tunnel für kleine bis mittelgroße Hunde.
- Nutzen Sie Ihren Klienten dafür, Beispiele unter 43. Körpereinsatz.

Bei allen Varianten kann der Hund aus einer Bewegung heraus durch das Hindernis geführt werden oder der Klient lässt den Hund wieder davor warten, geht hinter das Hindernis und ruft dann den Hund zu sich, welcher dann idealerweise durch das Hindernis läuft.

5–10/10–15 min

41. Bingo

Verschiedene Spielzeuge oder Leckerlis, Wolle, ein Stift, Kreppband oder Ähnliches, Zettel und Stifte sowie eine Decke.

Unterteilen Sie die Decke in 4, 6, 8 oder 10 Bereiche – jeweils nur zwei Reihen untereinander. Das können Sie mit Leinen, Stricken, Wolle oder Kreppband machen. In die einzelnen Felder kommt je ein Spielzeug oder ein Leckerli. Zudem können Sie in jedes Feld noch eine Zahl zur Nummerierung des Feldes machen. Diese Vorbereitung machen Sie, bevor der Klient kommt oder mit diesem zusammen.

Der Klient soll nun abwechselnd mit Ihnen oder einem anderen Klienten erraten, von welchem Feld der Hund zuerst das Spielzeug oder Leckerli wegnimmt. Dazu benennt er die Nummer des Feldes oder das Objekt, welches draufliegt. Danach wird der Hund losgeschickt.
Legen Sie vorher eine Anzahl an Versuchen fest. Derjenige, der am Ende die meisten Treffer hat, hat gewonnen.

- Geben Sie Ihrem Klienten einen Zettel, auf dem die Felder vom Boden eingezeichnet sind. Er soll jetzt wie beim richtigen Bingo vorher ankreuzen, wo er denkt, dass der Hund zuerst hingeht. Sie können auch mehrere Möglichkeiten ankreuzen lassen.

- Anstelle der Decke können Sie auch Papierblätter im Raum verteilen, auf denen die Gegenstände positioniert werden. Dafür könnten Sie den ganzen Raum und auch unterschiedliche Farben der Blätter benutzen.

- Sie können den Hund auch die Bingogegenstände apportieren

lassen (siehe 34. Apportierspiele). Dann bekommt der Klient eine Liste mit allen Gegenständen, welche dem Hund zur Verfügung stehen. Dann schickt er den Hund los, um einen Gegenstand zu bringen. Der gebrachte Gegenstand wird auf der Liste angestrichen. So geht es weiter, bis eine Reihe komplett angestrichen ist. Diese Übung eignet sich gut für mehrere Spieler, dann benötigen Sie aber unterschiedliche Listen.

- Sie können auf der Decke auch andere, aktuell übungsrelevante Gegenstände positionieren. Dabei sollte allerdings immer ein kleines Hundeleckerli liegen, um den Hund zum Aufsuchen der Decke zu motivieren (Sie könnten zum Beispiel verschiedenes Obst, Kleidungsstücke, Wörter oder Pflanzenblätter dort positionieren).

10–20/15–30 min

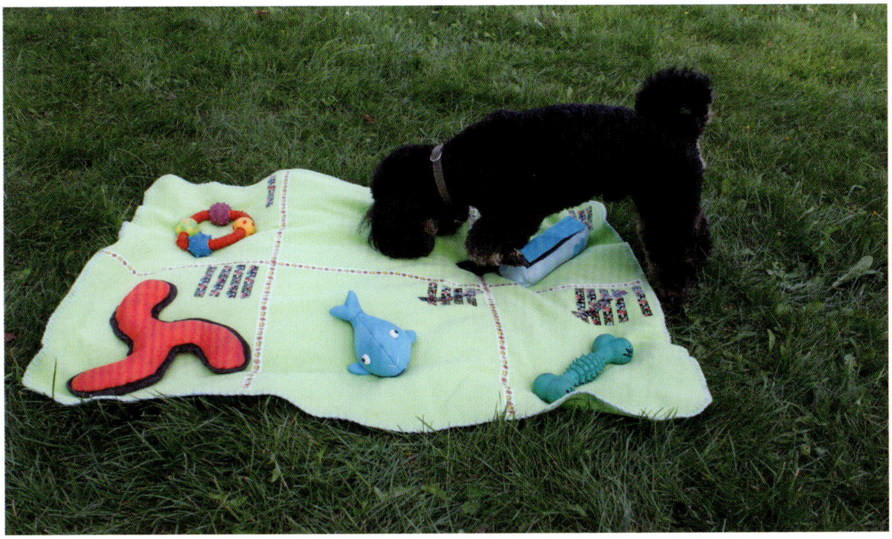

Oskar hat sich bei dieser Bingodecke für Feld zwei entschieden. Hier lagen sowohl drei rote (Ring, Ball und Wasserspielzeug) als auch drei blaue Dinge (Wal, Dummytasche, Spielknochen) auf der Decke. Nach dem Apportieren wird zur Belohnung kurz mit dem Ball gespielt.

42. Erlebnisspaziergang

Leckerli- oder Spielzeugtasche mit Inhalt, in der auch die Kotbeutel Platz finden.

Überlegen Sie sich, wie Sie den Spaziergang für Ihren Klienten zu einem individuellen Erlebnis machen. Welche Aufgabe wollen Sie dem Klienten für den Spaziergang stellen? Diese könnten bei einer Demenz ganz einfach sein – wie etwa „Wir pflücken unterwegs eine schön Blume" (selbst hier müssen Sie wahrscheinlich zwischendurch noch einige Male an die Aufgabe erinnern). Bei Kindern könnten Sie die Aufgabe „Wir finden drei blühende Blumen und verstecken dort auf dem Hinweg Leckerlis für den Hund, die er auf dem Rückweg finden soll" formulieren. Oder wie wäre es, einen schönen Platz für eine kurze Pause zu finden? Oder einfach mal nichts zu sagen, ganz langsam zu laufen, zu horchen, wie viele unterschiedliche Vögel man hört, Bäume benennen oder Fußspuren, die nicht vom Hund sind, erkennen und herausfinden, zu wem diese gehören. Sie können auch zwischendurch eine Pause einlegen und für den Hund Leckerli oder Spielzeug im Wald oder auf der Wiese verstecken lassen. Oder der Klient versteckt sich und wird vom Hund gesucht. Sie können sich auch verstecken und den Klienten mit dem Hund suchen lassen. Was ist mit einem kleinen Wettrennen? Wo riecht es besonders gut, oder schlecht? Wie viele Hunde werden unterwegs getroffen? Wird unterwegs etwas gefunden, was die gleiche Farbe hat wie das Hundehalsband? Sie können Sachkundefragen wie „Was muss ich als verantwortungsvoller Hundehalter alles dabeihaben?" mit einbauen.

Lassen Sie den Klienten danach eine Karte von dem Weg malen, den Sie gelaufen sind. Wenn Sie mehrere Spaziergänge machen, überlegen Sie sich jedes Mal eine neue Aufgabe und lassen diese danach den Klienten in der Karte ergänzen (Welchen Weg sind wir heute gelaufen? Gab es unterwegs bestimmte auffällige Punkte wie etwa einen großen Baum, ein Haus oder einen Berg? Wo haben wir das Leckerli versteckt?).

20–45/20–45 min

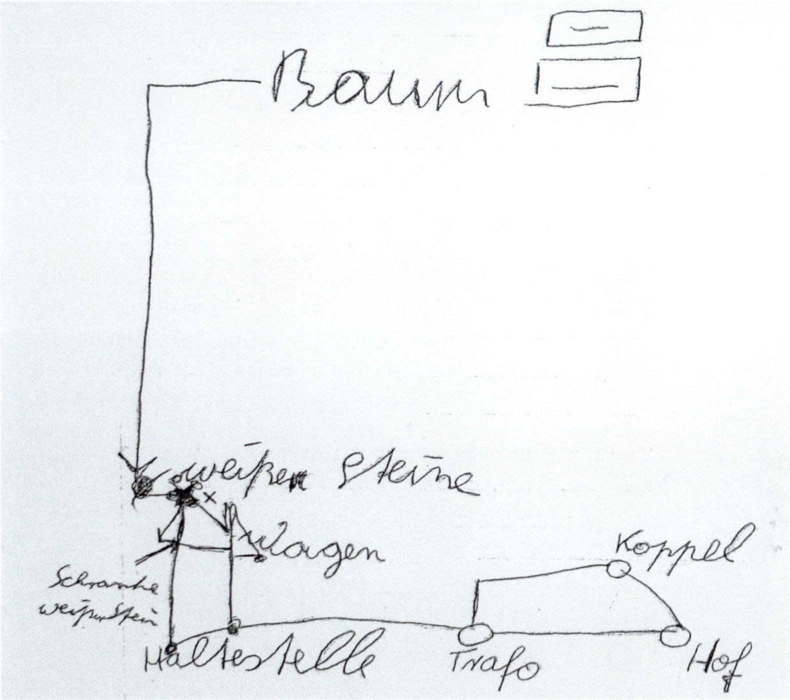

Ein Bild, das in vier Treffen mit einem entwicklungsverzögerten jungen Mann entstanden ist. Ausgangspunkt war immer der Hof und mit jedem Spaziergang wurde der Weg etwas erweitert. Aufgabenstellung war, eine Karte mit den Wegen, die wir gelaufen sind, zu zeichnen und dabei auch „schöne Plätze“ für eine Pause zu vermerken. Als schöne Plätze wurden die weißen Steine (auf einer Wiese) und der Baum (am Feld auf einer Lichtung) vermerkt. Der Klient sollte hier in seiner Merkfähigkeit und der Übertragung des Weges auf die Karte geschult werden.

43. Körpereinsatz

-

Überlegen Sie sich vor der Einheit, welche Übungen Ihr Klient mit seinem Körper als Hindernis für den Hund durchführen könnte und auch, was davon Ihr Hund bewältigen kann.

Geben Sie dem Klienten die Übung vor oder fragen Sie ihn zuvor, welche Hindernisse er nur mit seinem Körper für den Hund machen kann. Mögliche Optionen sind:

- Über Arme und Beine springen lassen. Der Klient kann dabei stehen oder sitzen und seinen Arm ausstrecken oder das Bein anheben. Es können sich auch zwei Klienten festhalten oder ihre Beine zusammenstellen.

- Durch Arme und Beine hindurchkriechen lassen. Im Sitzen oder Stehen. Mit den Armen kann für kleinere Hunde ein Ring zum Hindurchspringen gebildet werden.

- Sie können Leckerli zwischen die einzelnen Finger stecken und dann vom Hund fressen lassen. Entweder in der Hand des Klienten oder der Klient steckt die Leckerli in Ihrer Hand fest.

- Kinder können sich hinlegen, damit der Hund hinüberspringen kann. Sie können sich auch auf Hände und Knie abgestützt stellen, damit der Hund darunter hindurchlaufen kann.

- Mehrere Klienten dicht hintereinander gestellt, die Beine etwas auseinander, bilden einen schönen Tunnel.

- Mehrere Klienten hintereinander, aber mit etwa einem Meter Abstand stellen schöne Hindernisse für einen Slalomlauf dar.
- Im Stuhlkreis können kleine Hunde auf dem Schoß der Klienten eine Runde laufen.

10–20/15–30 min

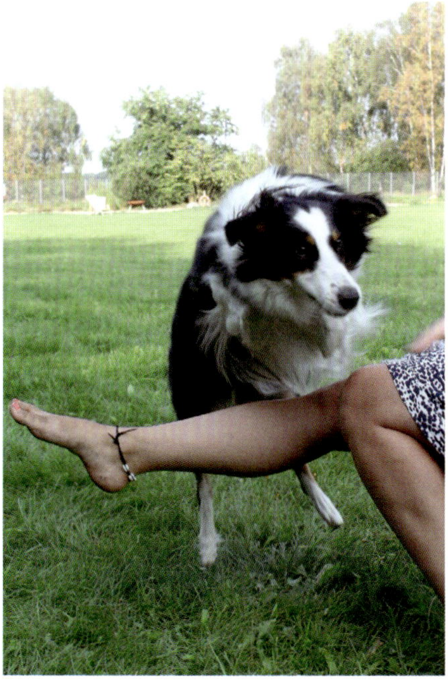

Über Beine lässt es sich prima springen, bei nicht mehr so sportlichen Personen können die Füße unterstützend an der Ferse angehoben werden.

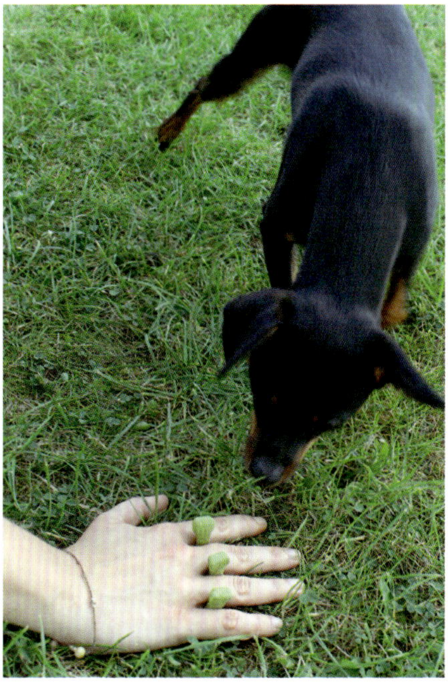

Auch zwischen die Finger lassen sich wunderbar Leckerlis stecken, die dann vom Hund gefressen werden können.

44. Verwöhnprogramm

Bürsten, Massagestriegel, Kämme

Überlegen Sie, ob Ihr Hund es mag und genießt, gebürstet zu werden. Wenn das so ist, überlegen Sie, welche Bürste für Ihren Klienten gut geeignet ist, um Ihren Hund damit sanft verwöhnen zu können. Es gibt im Fachhandel ein unzähliges Angebot an verschiedensten Bürsten. Achten Sie darauf, dass eine Bürste für die Einheiten keine Verletzungsgefahr für den Hund birgt, daher sollte auf zu harte Borsten (zum Beispiel aus Draht) eher verzichtet werden.

Der Hund und der Klient sollen es sich auf einer Decke oder Matratze gemütlich machen, dann darf der Klient den Hund bürsten. Letzterer sollte aber die Option des Aufstehens und Weggehens haben, wenn er genug hat. Gerne können Sie dem Klienten eine kleine Auswahl an unterschiedlichen Bürsten in Form und Farbe anbieten, aus der er sich eine aussuchen darf – oder Sie geben eine vor und der Klient muss die Richtige auswählen.

- Der Klient und Sie bürsten sich vorher gegenseitig am Unterarm oder auf dem Rücken (wenn der Klient dies zulassen kann), um die Eignung der Bürste zu testen.

- Verwöhnprogramm kann auch heißen, dass der Hund nur mit den Händen gekrault und massiert wird (siehe auch 48.).

5–15/10–20 min

Eine tolle, preiswerte Auswahl an Bürsten finden Sie im Pferdefachhandel. Hier gibt es farblich eine große Vielfalt und auch kleinere Kinderbürsten. Die meisten dieser Bürsten haben den Vorteil, dass sie eine Lasche für die Hände haben und somit nicht unbedingt vom Klienten selber gehalten werden müssen. Suchwort dafür bei der Internetrecherche: Kardätsche, Gummistriegel oder Putzzeug Pferd.

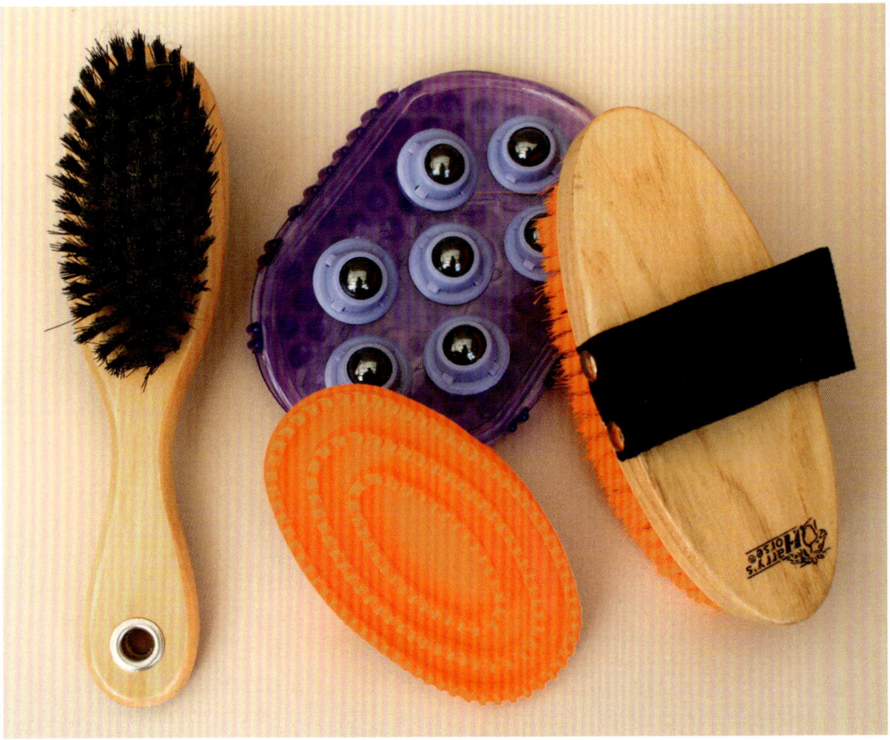

Eine Auswahl unterschiedlicher Bürsten, bis auf die linke sind alle aus dem Pferdefachhandel.

45. Bunte Kiste

- Eine schicke Papp-/Metall- oder Plastekiste, von der Größe her so, dass Ihr Hund darin ordentlich mit seinem Maul herumwühlen kann.
- Füllmaterial für die Kiste: Papierschnipsel, Korken, kleine leichte Plastikbälle, weiche Kienäpfel, Baumblätter, Stroh, Stoffreste und alles weitere, womit Sie die Kiste füllen können, was nicht zu schwer und nicht schädlich für Ihren Hund ist.
- Leckerli oder Spielzeug

Packen Sie das Füllmaterial in die Kiste.

Der Klient soll das Leckerli so in der Kiste verstecken, dass der Hund es danach fleißig in der Kiste suchen muss, um es fressen zu können. Wenn Sie ein Spielzeug verstecken lassen, wird nach dem Finden eine kurze Runde damit gespielt. Lassen Sie sich die Kiste vor dem Verstecken beschreiben: Was ist zu sehen?

- Gestalten Sie mit Ihrem Klienten zusammen selber eine schöne bunte Kiste, indem Sie als Ausgangsmaterial einen einfachen Pappkarton benutzen.
- Wenn Sie mit Farben arbeiten möchten, legen Sie zum Beispiel bunte Plastebälle außerhalb der Kiste bereit. Der Klient soll nun vor dem Suchen die Kiste nur mit den roten Bällen befüllen.
- Korken könnten mit Buchstaben oder Zahlen beschriftet werden.

- Gut für die Konzentration eignen sich auch verschiedene Baumblätter, wovon dann zum Beispiel nur die Eichenblätter in die Kiste gelegt werden sollen.

- Wenn Sie die Kiste mit Naturmaterialien befüllen möchten, könnten Sie diese vorher zusammen mit dem Klienten sammeln.

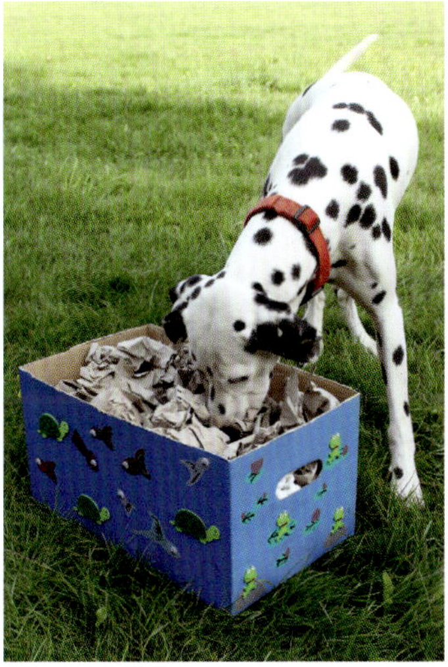

5–15/10–20 min

Ayla sucht begeistert die Leckerlis in einer selbst gestalteten, mit Papier gefüllten bunten Kiste.

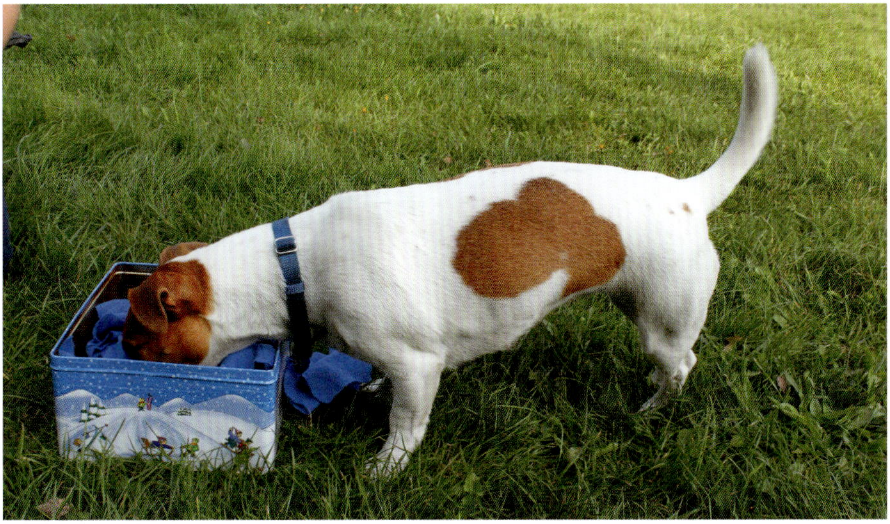

Alice hat eine kleinere Metallkiste, die mit Stoffresten befüllt ist.

46. Fühlbeutel

Drei bis fünf kleine Beutel aus unterschiedlichem Material und mit verschiedenen Farben. Dazu verschiedene Dinge aus dem Hundeleben: Bürste, Leine, Halsband, Kotbeutel, Ball, Leckerli und so weiter.

Packen Sie in jeden Beutel einen Gegenstand und legen Sie die Beutel für Ihren Klienten bereit.

Der Klient soll nun erst einmal die Beutel beschreiben: Farbe, Form und Material. Danach darf er fühlen und auch riechen, was diese wohl beinhalten. Sie geben nur das Thema „Hund“ vor. Wenn er meint, dass er die Lösung weiß, darf er den Beutel öffnen und die Sache herausnehmen. Bei dem Leckerlibeutel darf er dem Hund eines geben. Wurde ein Spielzeug versteckt, dürfen der Klient und der Hund kurz damit spielen. Nach dem Ansehen, Befühlen und Beschreiben der Dinge werden diese wieder von den Klienten in die Beutel zurück gepackt.

- Sie können dafür auch Kisten oder abgedeckte Körbe verwenden.
- Nehmen Sie auch andere Themen als nur Hund, wobei ein Beutel immer durch ein Leckerli oder ein Spielzeug für den Hund besetzt sein sollte. Die Aufgabe könnte dann so lauten: „Ich habe Ihnen heute vier Beutel zu dem Thema Sommer mitgebracht, ein Beutel enthält etwas für den Hund. Können Sie erfühlen, was ich Sommerliches in die Beutel gepackt habe?“ In den Beutel könnten dann zum Beispiel Sand, Muscheln, Sonnencreme und ein Wasserspielzeug für den Hund sein. Andere mögliche Themen: Duft (frische Kräuter wie Pfefferminze, Lavendel und ein stark riechendes Hundeleckerli. Siehe auch 6. Farbe-Duft-Memory), Herbst

(Blätter, Kastanie, Apfel, etwas für den Hund), Gemüse oder Obst wovon der Hund dann auch etwas abbekommen kann (siehe 72. Obst und Gemüse), Hausfrau (Wollbündel, Schneebesen, Lappen, etwas für den Hund), Heimwerker (Hammer, Zange, Muttern, etwas für den Hund) und so weiter. Sie sehen, hier gibt es unzählige Möglichkeiten – diese Methode ist in so gut wie jedem Arbeitsfeld anwendbar!

10–20/15–30 min

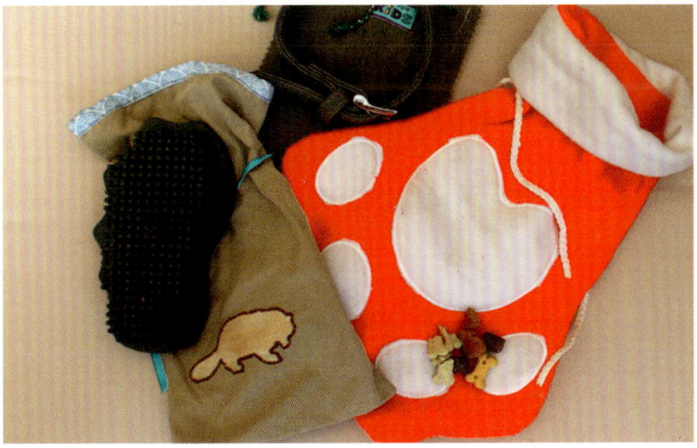

Fühlbeutel zum Thema Hund in unterschiedlichen Farben und Materialien.

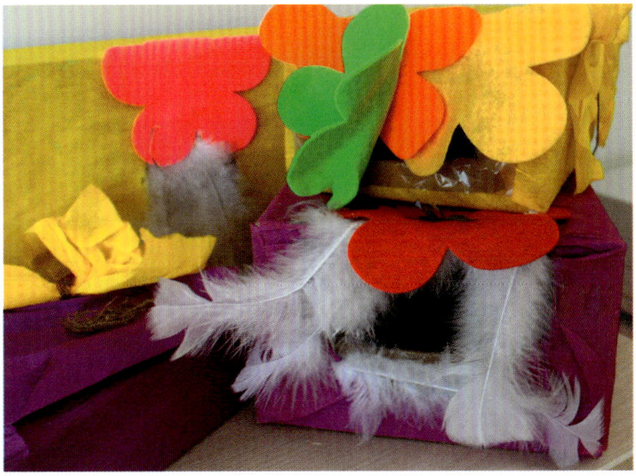

Fühlkisten haben den gleichen Effekt, sind aber etwas sperriger im Transport.

47. Schilder mit Pfotenabdruck basteln

Lufttrocknender Ton oder Salzteig (siehe 13.). Eventuell Einmalhandschuhe zum Schutz der Hände, Unterlagen, wenn nötig Schnittwerkzeug, Farben, Pinsel und Sprühlack.

Bereiten Sie alles vor. Denken Sie auch an eine Schürze für den Klienten (und sich) und einen Lappen oder einen Eimer Wasser, um die Hände und die Pfoten des Hundes reinigen zu können.

Der Klient darf nun die Ton-/Teigmasse so bearbeiten, dass darin ein schöner Pfotenabdruck gemacht werden kann. Dieser kann nach dem Trocknen mit nach Hause genommen oder an die Wand des Therapieraumes gehängt werden. Eine schöne Variante ist auch, dem Hund für seinen Ruheplatz ein Namensschild zu basteln. In der Einheit nach dem Herstellen des Abdruckes können Sie den Klienten diesen mit Farben gestalten lassen. Zur Imprägnierung können Sie Sprühlack verwenden – oder Haarlack, die preiswertere Variante aus der Drogerie.

- Lassen Sie den Klienten auch einen Abdruck von seiner Hand machen.

- Bei einem sehr geduldigen Hund können Sie auch mit ungiftiger Fingermalfarbe bunte Pfotenabdrücke auf Papier machen lassen. Diese eignen sich bei Kindern auch gut für ein Abschiedsgeschenk als „Unterschrift“ auf einer Urkunde zum Ende der Einheiten.

- Bei nicht so geduldigen Hunden lassen Sie diese (wenn möglich mit dem Klienten) bei feuchtem Wetter draußen in nasser Erde umherlaufen und danach über ein Blatt oder Tuch gehen – so haben Sie ebenfalls Pfotenabdrücke, welche dann vom Klienten ausgeschnitten und individuell platziert werden können oder der Klient gestaltet um die Abdrücke herum eine bunte Collage. Oder bestellen Sie sich einen Stempel, der Pfotenabdrücke macht. Lassen Sie den Pfoten- und den Fingerabdruck vergleichen. Gibt es Ähnlichkeiten? Wozu sind die Unterschiede gut?

- Kombinieren Sie den Pfotenabdruck mit Ideen aus 13. Kreativstunde.

- Wenn Sie Abdrücke unterschiedlicher Hunde haben, lassen Sie diese vergleichen. Oder vergleichen Sie mit den Pfotenabdrücken anderer Tierarten.

Sehr individuell vom Klienten abhängig, etwa: 30–60/45–90 min pro Einheit.

Suchwort bei der Stempel-Internetrecherche: Tierstempel

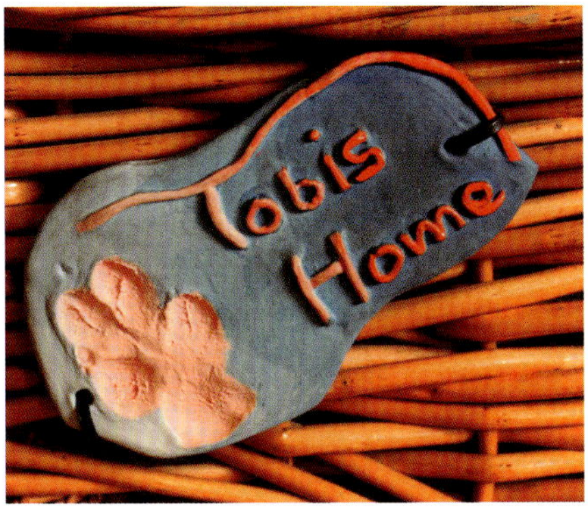

Ein Namensschild aus Trockenton, fixiert mit Haarlack.

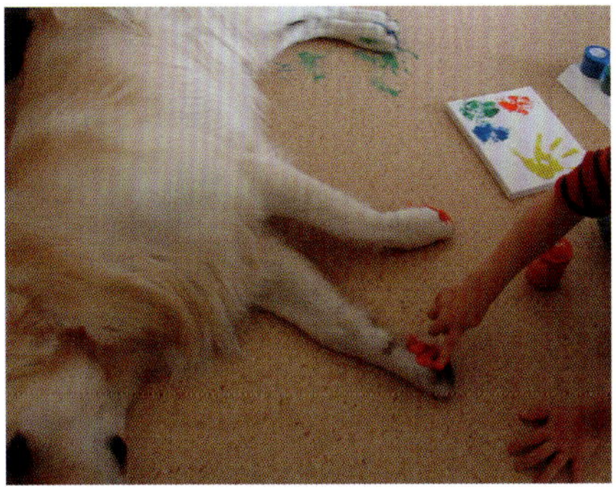

Lenny ist ein sehr ausgeglichener Hund, mit dem auch Pfotenabdrücke mit Fingermalfarben möglich sind.

48. Hund erleben – Kuschelstunde

Ein gemütlicher Platz mit Decke oder Matte

Sie sollten in der Vorbereitung überlegen, ob Ihr Hund es wirklich mag, liegend länger von einem Klienten gestreichelt zu werden.

Hund und Klient machen es sich gemütlich. Der Klient kann die Kuschelecke auch selber herrichten. Entweder lassen Sie den Klienten einfach kuscheln oder geben Sie ihm spezielle Fühlaufgaben vor:

- Ertasten, wo das Ohr ist. Wie fühlt es sich an? Ist es warm und weich?
- Der Hals? Gibt es ein Halsband?
- Der Brustkorb – merkt man die Rippen? Spürt man das Absenken und Heben beim Atmen?
- Das Vorderbein – wie fühlt es sich an?
- Und im Vergleich dazu das Hinterbein?
- Was ist zu hören?
- Und zu riechen?
- Woran merkt man, was dem Hund gefällt?
- Woran merkt man, was dem Hund nicht gefällt?
- Den Hund so streicheln lassen, dass er entspannt.

Der Klient soll mit seinem Körper vergleichen: Hebt sich mein Brustkorb? Mache ich Geräusche? Und so weiter …

10–20 min, für Gruppen ist diese Übung nicht geeignet.

49. Verschiedene Verpackungen

Leckerlis oder Spielzeug und verschiedene Verpackungen:

- zum Klappen
- zum Schrauben
- zum Drücken
- zum Ziehen
- zum Binden
- zum Schieben

diese sollten auch aus unterschiedlichen Materialien, Formen, Farben und Größen sein.

Bedenken Sie vor dem Einsatz der Verpackungen, dass Ihr Klient diese auch öffnen können muss und stellen Sie alles bereit. Die Verpackungen sollten mit einem Spielzeug oder Leckerli für den Hund befüllt sein.

Der Klient soll die Verpackungen öffnen, darf dem Hund ein Leckerli geben oder eine Runde mit dem Hund und dem Spielzeug spielen und verschließt die Verpackung dann wieder. Lassen Sie den Klienten auch die Unterschiede der Verpackungen erfühlen und benennen (zum Beispiel Glas ist kälter als Pappe). Erfragen Sie, wozu diese Verpackung eigentlich genutzt wurde.

V Zusätzlich zu Spielzeug oder Leckerli befindet sich für den Klienten eine Arbeitsaufgabe in der Verpackung.

10–20/15–30 min

50. Intelligenzspiele

Für Hunde gibt es mittlerweile eine große Anzahl von verschiedensten Intelligenzspielzeugen auf dem Markt. Sie können sich welche davon zulegen oder aber auch selbst welche bauen. Für die Spiele benötigen Sie meistens Leckerlis, einige wenige sind von den Größenverhältnissen so gestaltet, dass man auch ein Spielzeug darin verstecken könnte.

Bevor Sie sich ein solches Spielzeug anschaffen, überlegen Sie sich, ob Ihr Hund und Ihr Klient den Umgang damit bewältigen können. Je nach Förderbereich des Klienten können Sie mit dem Material ganz unterschiedlich fördern:

- Ziehen, Schieben, Drücken und Heben beim Verstecken der Leckerlis.
- Mengenlehre, indem eine Anzahl der zu versteckenden Leckerlis vorgegeben wird oder eine Anzahl, in wie vielen Fächern, Flaschen oder Hütchen versteckt werden darf. Sie können zum Beispiel Flaschen auch mit Zahlen beschriften.
- Farbenlehre – wenn das Spiel mehrere Farben aufweist, können Sie nur unter bestimmten Farben verstecken lassen.
- Wenn Sie mit unterschiedlichen Materialien arbeiten, lassen Sie auch die Unterschiede erfühlen und benennen (oft sind die Spiele aus Holz oder Kunststoff).

Legen Sie eines oder mehrere Spiele bereit, aus denen der Klient wählen darf und erklären ihm die Aufgabe. Dann lassen Sie den Klienten die Aufgabe ausführen. Er soll das Leckerli verstecken.

Falls der Klient es schafft, soll er sich merken, wo er die Leckerlis versteckt hat. Dann darf der Hund auf ein Zeichen des Klienten hin die Leckerlis suchen. Der Klient soll sagen, wenn der Hund alles gefunden hat und das Suchen beendet werden kann, beziehungsweise soll er dem Hund helfen, wenn er Schwierigkeiten beim Finden hat. Beachten Sie hier, dass der Hund während des Versteckens der Leckerlis ruhig sitzt oder liegt und den Klienten nicht vor lauter Vorfreude bedrängt und aus dem Konzept bringt.

V Weitere Ideen für Intelligenzspielzeuge finden Sie auch unter 17. Hundespielzeug basteln.

10–20/15–30 min

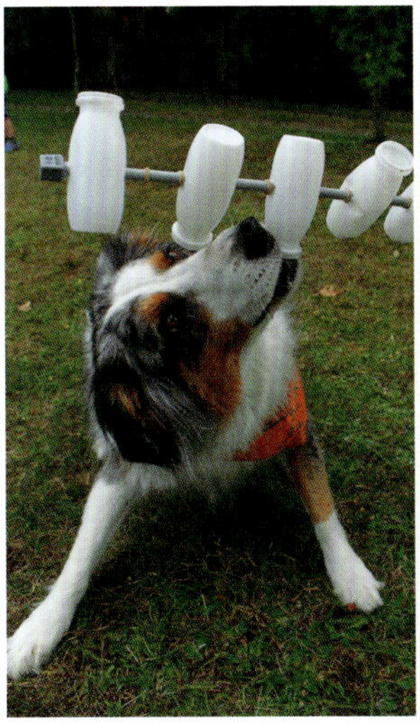

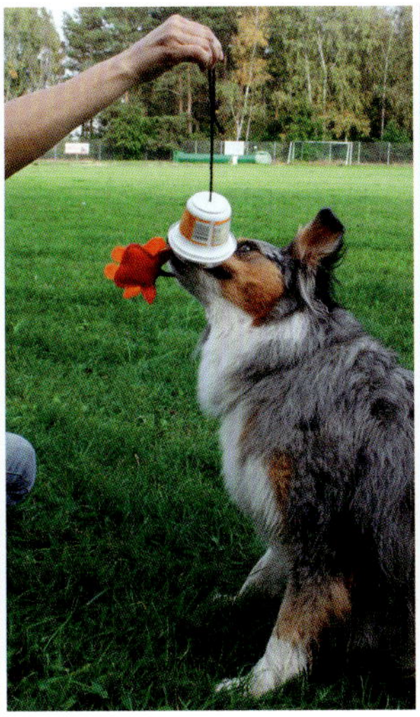

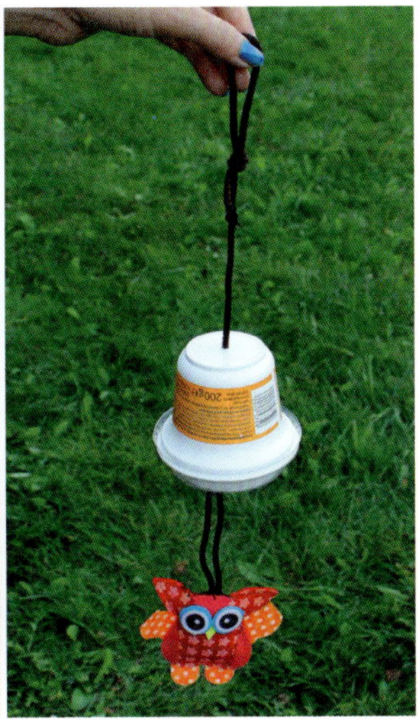

Fly liebt sowohl Frauchens Spiel mit den Flaschen, aus denen beim Umdrehen Leckerlis fallen, als auch den Joghurtbecher. An diesem muss unten gezogen werden – wenn der Deckel ab ist, fallen auch hier Leckerlis heraus.

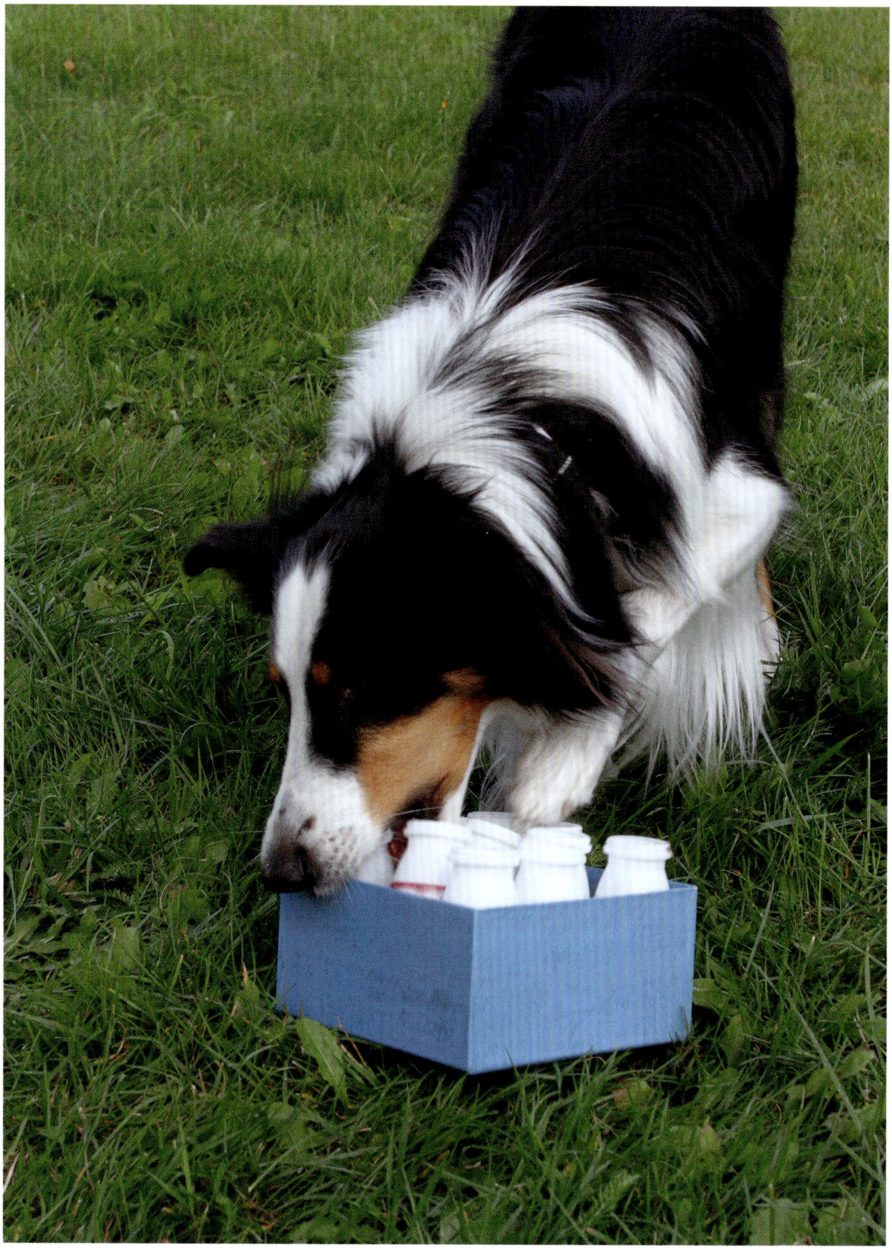

Die Flaschen können auch anders eingesetzt werden.

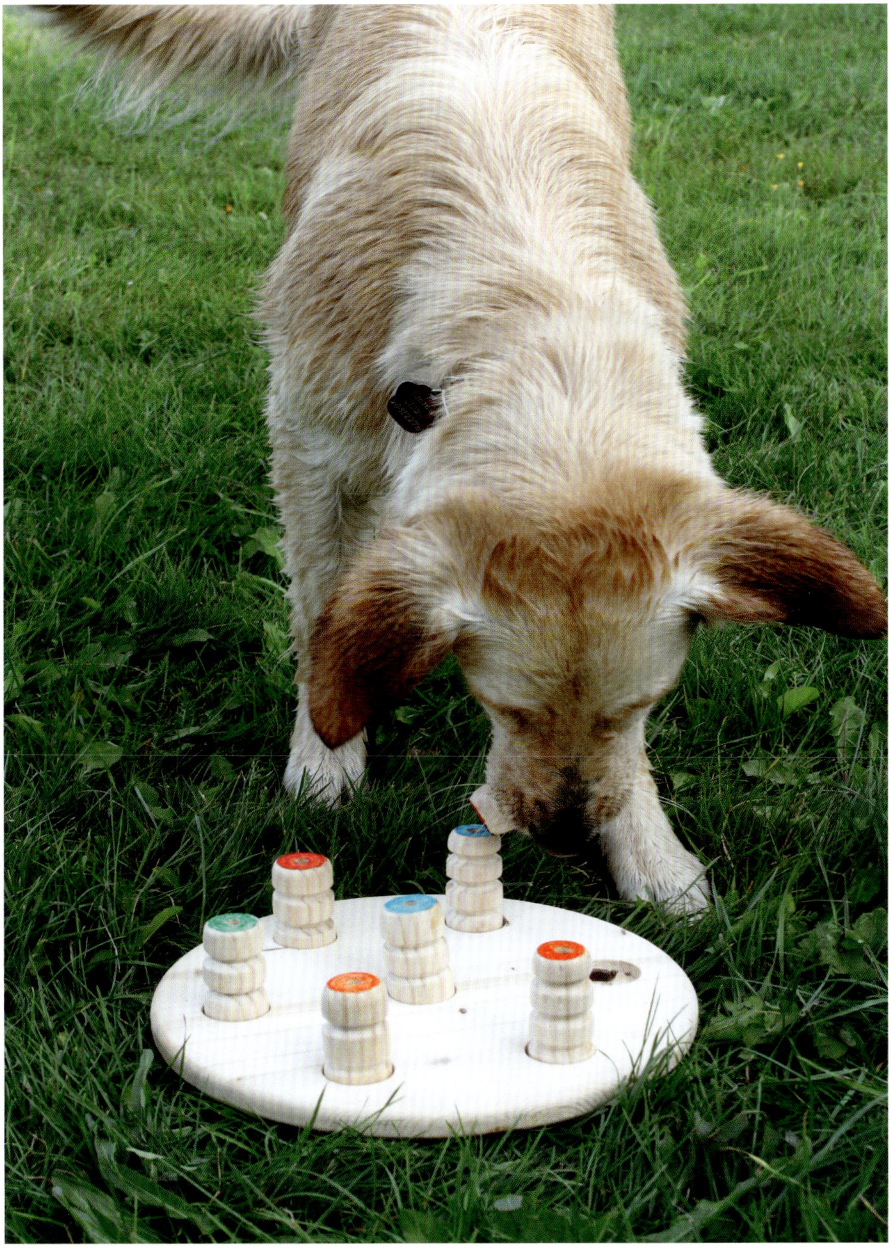

Das klassische Hütchenspiel – hier mit bunt markierten Hütchen.

51. Leckerlis nach Geräuschen erkennen

- Zwei bis fünf gleiche, blickdichte Gefäße (Flaschen, die Plasteverpackungen der Schokoladeneier für Kinder, Streichholzschachteln, kleine Metalldosen oder Ähnliches
- Genauso viele Leckerlis in verschiedenen Größen und aus unterschiedlichen Zutaten

Packen Sie je ein Leckerli der gleichen Sorte in das Gefäß und das zweite auf die Arbeitsfläche. Verfahren Sie so mit allen Gefäßen, bevor der Klient kommt. Passen Sie die Stückzahl dem Können Ihres Klienten an! Mit drei Gefäßen klappt es oft sehr gut, fünf sind schon wirklich schwer. Probieren Sie Ihr Gehör damit vorher selber einmal aus!

Der Klient darf nun die Gefäße bewegen und soll dann anhand der Geräusche die vor ihm liegenden Leckerlis den richtigen Leckerlis in den Gefäßen zuordnen. Hat er ein Paar richtig, darf er dieses zur Belohnung dem Hund geben. Wenn Sie nicht mit Leckerlis arbeiten, können Sie in kleinen Kisten auch Spielzeuge verstecken.

Verstecken Sie in einem Gefäß einen Bonbon, Lutscher oder Ähnliches, so erhält der Klient für seine konzentrierte Arbeit auch eine Belohnung.

5–15/10–20 min

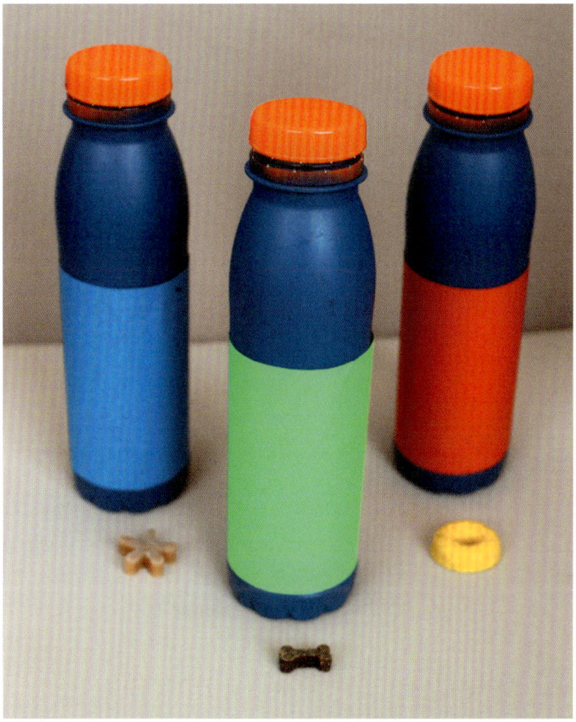

Die Leckerlis auf dem Tisch sollen nur nach dem Geräusch der richtigen Flasche zugeordnet werden.

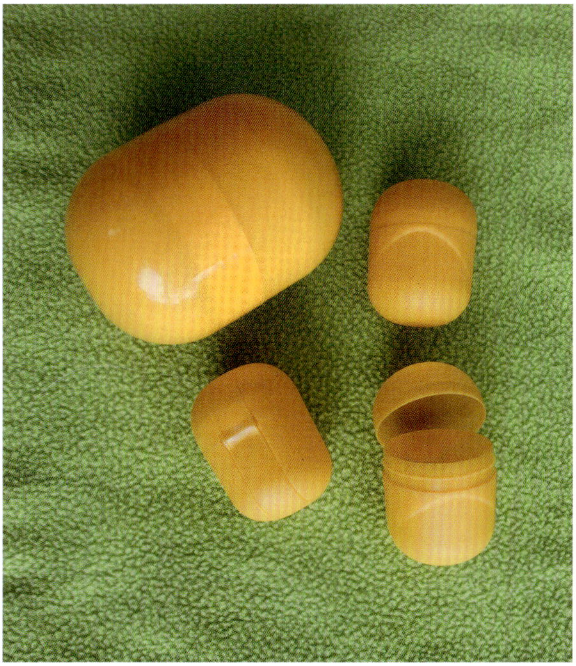

Eine Alternative zu den Flaschen.

52. Hütchenspiele

Zwei bis fünf unterschiedlich farbige Hüte wie etwa Kunststoffkegel, Trinkbecher oder Blumenuntertöpfe aus Plastik und Leckerlis oder Spielzeug

Der Hund wird an eine Stelle gelegt, wo er den Klienten und sein Tun nicht beobachten kann. Der Klient stellt jetzt die Hütchen nebeneinander auf, er kann vorher die Farben benennen und auch sagen, wofür die Hütchen eigentlich benutzt werden. Dann soll er unter einem oder mehreren Hütchen ein Leckerli oder das Spielzeug verstecken. Wenn möglich, soll sich der Klient merken, wo ein Leckerli versteckt ist. Nun darf der Hund nach Erlaubnis des Klienten die Leckerli unter den Hütchen suchen. Hier ist es empfehlenswert, das Suchen mit einem Freigabesignal für den Hund zu verknüpfen, zum Beispiel mit dem Wort „Such!“ Wenn möglich, soll der Klient sagen, wenn der Hund alle Leckerli gefunden hat.

- Wenn der Hund das Spiel und seine Hütchen kennt, kann man das Spiel schwieriger machen, indem man die Hüte nicht mehr nebeneinander stellt, sondern im Raum verteilt.
- Um Zahlen, Buchstaben, Silben oder Ähnliches zu fördern, nehmen Sie eine entsprechende Anzahl von Hütchen und beschriften diese (zum Beispiel das Zählen bis 10, dann nehmen Sie Hütchen, um 1 bis 10 darauf zu schreiben). Diese stellen Sie oder der Klient verteilt im Raum auf. Dann bekommt der Klient seine Anweisung, in unserem Beispiel könnte diese lauten „Du darfst unter jeder Zahl der Dreier-Reihe ein Leckerli verstecken“. Hierfür können Sie ganz einfach Plastik oder Papiertrinkbecher benutzen. So können Sie sich kosten- und platzsparend ein großes Repertoire an unterschiedlichen Förderbereichen aufbauen.

- Wenn Ihr Hund auf Sichtzeichen hin an einen Ort geschickt werden kann, können Sie die Hüte auch verstecken lassen. Der Klient soll dem Hund dann durch Sichtzeichen zeigen, wo er die Hütchen finden kann.

- Man kann auch ein Ratespiel daraus machen, indem unter jedem Hütchen ein Leckerli oder Spielzeug versteckt wird und der Klient erraten soll, welchen Hut der Hund zuerst umstoßen wird. (siehe 41. Bingo)

- Becher oder Blumenuntertöpfe können richtig herum aufgestellt außerdem zum Zielwerfen genutzt werden.

5–10/5–10 min

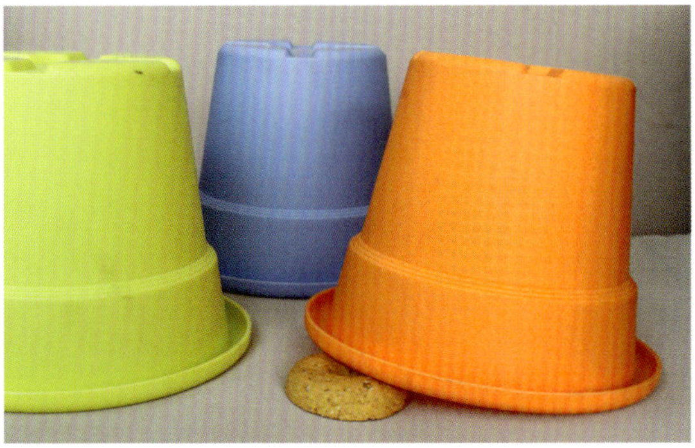

Blumenübertöpfe aus Plastik sind gut geeignet und bieten viele Farbvariationen.

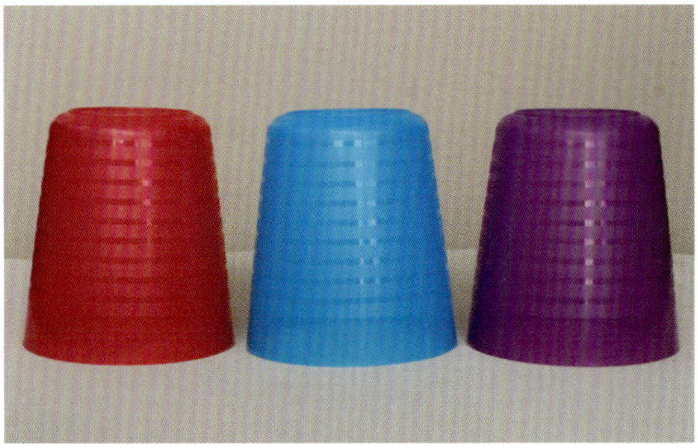

Auch Plastiktrinkbecher sind für diese Methode optimal.

53. Kalenderspiele

Adventskalender, kleine Leckerli

Gestalten Sie den Adventskalender entsprechend Ihres Förderbereiches um, zum Beispiel könnten Sie auf die Kalendertürchen:

- Zahlen schreiben
- Buchstaben schreiben
- Silben, Worte oder auch Sätze schreiben
- Geometrische Formen malen
- Verschiedene Farben anbringen
- Auch Bilder mit dem Hund vor, hinter, links von etwas und so weiter, oder Bilder aus dem Hundealltag kleben

Es gibt jetzt zwei Möglichkeiten:

- Befüllen Sie, bevor der Klient kommt, entsprechend Ihrer Zielstellung für diese Einheit alle Türchen mit einem Leckerli. Zum Beispiel soll der Klient beim Alphabet die Vokale lernen, also kommt unter das a, e, i, o und u ein Leckerli. Der Klient bekommt die Aufgabe und muss die richtigen Türen öffnen. Hat er ein falsches Türchen findet er kein Leckerli, bei richtigen Türchen darf er dem Hund das Leckerli geben.

- Sie können den Klienten auch die Leckerli unter die Vokaltürchen legen lassen und wenn der Klient alles richtig einsortiert hat, darf er dem Hund den Kalender geben, damit dieser sich seine Leckerli selber suchen kann. Allerdings dürfen die Türchen hier nicht richtig zugedrückt werden, sondern müssen etwas offen stehen bleiben, damit der Hund diese mit der Nase öffnen kann.

V Weitere Ideen zur Gestaltung der Türen finden Sie auch unter 3. Softwürfel, 8. berühmte Hunde, 22. Hundequiz – wenn der Hund in der Einheit nicht dabei sein kann, können Sie in den Türchen Hundequizfragen verstecken, 32. Aufgabe aus dem Rucksack oder 36. Kartenspiel.

5–15/15–30 min

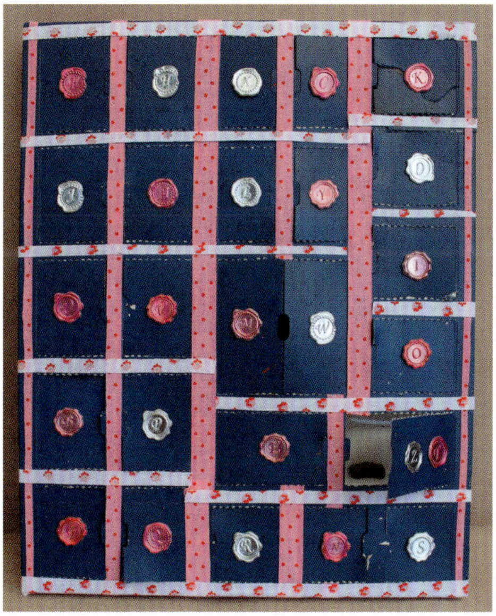

Ein Kalender mit Buchstaben.

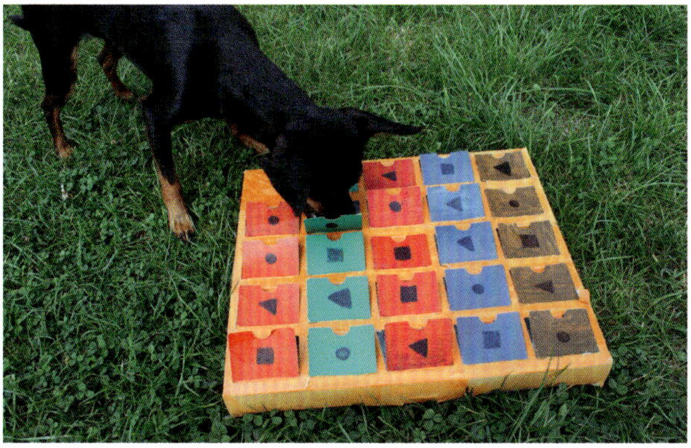

Pepper findet natürlich alle Leckerlis, welche in dem Kalender unter den Kreisen versteckt wurden.

54. Einpacken und Auspacken

Zeitung oder Geschenkpapier und Leckerli oder Spielzeug

Der Klient soll das Leckerli oder das Spielzeug für den Hund in Zeitungs-/oder Geschenkpapier einpacken. Der Hund darf dann alles auf ein Signal des Klienten hin auspacken. Hier ist ein Freigabesignal wie etwa „Nimm!“ oder „Auspacken!“ für den Hund sinnvoll, damit er nicht irgendwann alles Papier, was ihm vor die Nase kommt, zerkleinert.

Das ist eine Tätigkeit, die Senioren noch von früher von Geburtstagen oder Weihnachten kennen, aber auch Kinder mögen diese Übung.

Anstelle von Zeitungspapier kann man die Dinge auch in Tücher einwickeln lassen.

5–10/5–10 min

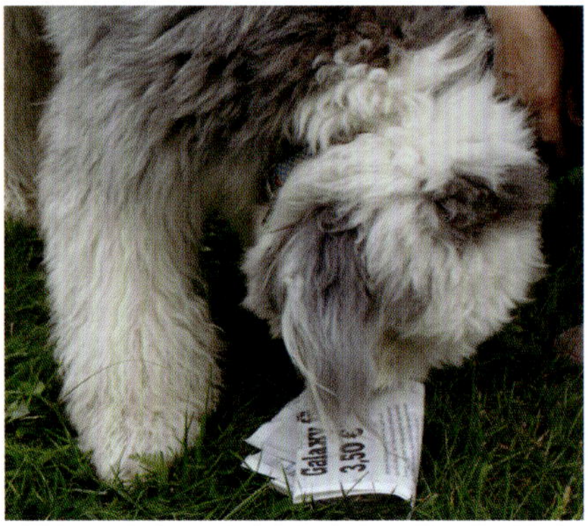

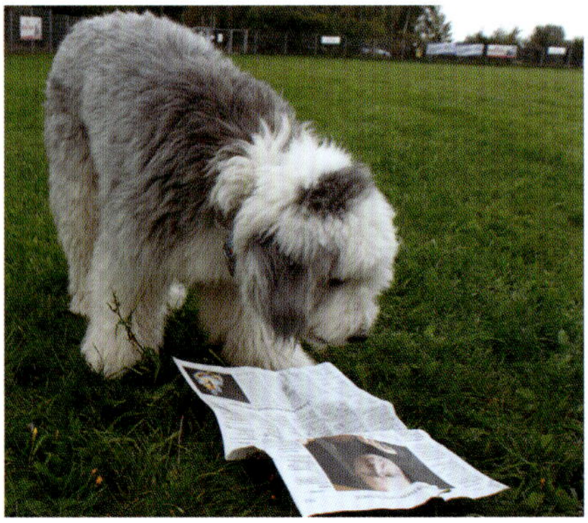

Krümel sucht das Leckerli und findet es natürlich!

55. Seifenblasen

Seifenblasen

Mag Ihr Hund Seifenblasen? Probieren Sie es einmal aus! Falls Ihr Hund zu denen gehört, die mit ihren Pfoten, Nase oder Zähnen gerne Seifenblasen kaputt machen, bauen Sie das doch einmal als nette Abwechslung in eine Einheit ein!

Sie können dafür normale Seifenblasen nutzen. Laut der Aussage von zwei Tierärzten ist bei dieser Aktion der aufgenommene Anteil an Seifenlauge so gering, dass es für den Hund ungefährlich und nicht schädlich ist. Wenn Sie ganz auf Nummer sicher gehen möchten, kaufen Sie sich Seifenblasen für Hunde im Zoofachhandel. Diese bestehen aus unbedenklicher Zuckerlösung und halten dadurch auch deutlich länger.

Lassen Sie den Klienten Seifenblasen machen. Insofern Sie diese Übung drinnen machen, achten Sie darauf, dass kein rutschiger Film auf dem Boden entsteht.

5–15/5–15 min

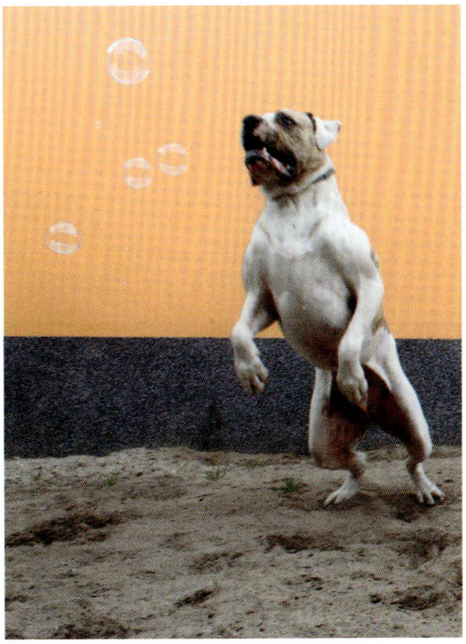

Nur wenige Hunde mögen es, Seifenblasen zu fangen. Hat man aber so einen Hund, macht es einen Riesenspaß, dabei zuzusehen.

56. Spiele mit dem Tablett

Tablett, Würfel, Leckerli oder Spielzeug

Unterteilen Sie das Tablett in verschiedene Bereiche, je nach Schwierigkeitsgrad zwei bis zehn. Malen Sie direkt auf das Tablett oder nehmen Sie Blätter in Tablettgröße, welche Sie dann in das Tablett einlegen können. In diese einzelnen Bereiche kommen Bilder von verschiedenen Leckerlis oder Spielzeugen. Bevor der Klient kommt, legen Sie das fertige Tablett und je ein Leckerli oder Spielzeug von den auf dem Tablett abgebildeten neben dem Tablett bereit. Legen Sie auch den Würfel auf den Tisch.

Der Klient soll nun in dem Tablett würfeln (das Tablett begrenzt den Würfel). Zu dem Bild, auf dem der Würfel liegen bleibt, soll der Klient das passende Leckerli oder Spielzeug, das auf dem Tisch liegt, heraussuchen. Das darf er dann dem Hund geben beziehungsweise eine Runde mit ihm spielen.

Alternativ können Sie das Tablett auch mit anderen Dingen als Leckerli oder Spielzeug versehen, zum Beispiel mit:

- Regeln zum Umgang mit dem Hund
- Hundekörpersprache
- Aufgaben, die der Klient mit dem Hund ausführen kann
- Mit dem Alphabet und zu jedem erwürfelten Buchstaben muss ein Wort mit Bezug zu Hunden gefunden werden.
- Diese Aufgabe lässt sich auch sehr gut als Memory 2D zu 3D spielen (siehe 4.).

5–15/10–20 min

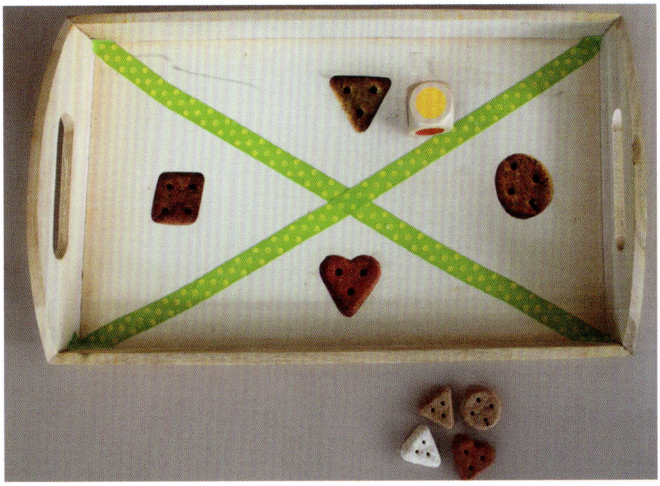

Ein Tablett mit Würfel zum Zuordnen der Leckerlis auf dem Tisch.

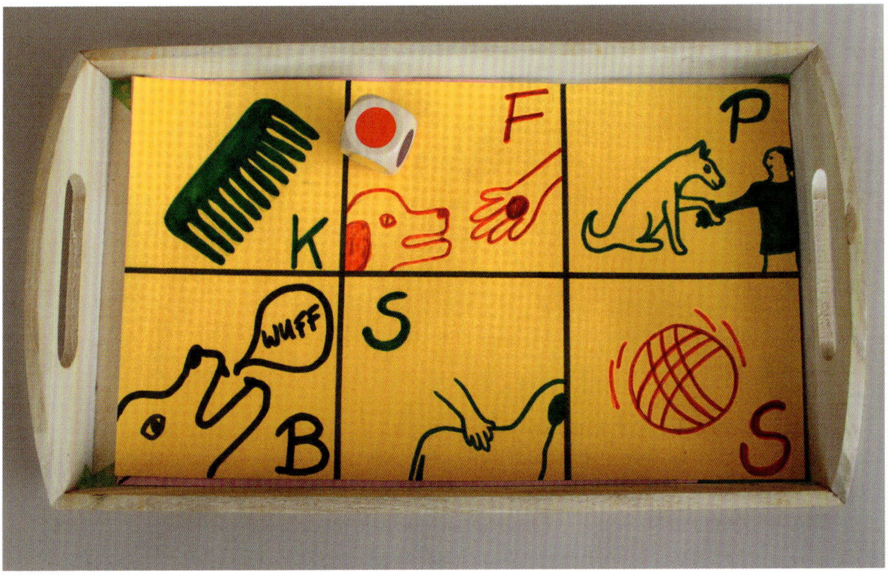

Ein Tablett mit Aufgaben (Kämmen, Leckerli geben, Pfötchen geben lassen, Bellen lassen, Streicheln, Spielen).

57. Fädelspiel WC-Rolle

Eine Schnur ein bis zwei Meter lang, eine Toilettenpapierpapprolle und ein Hundeleckerli mit Loch

Legen Sie alles nebeneinander für den Klienten bereit.

Fragen Sie den Klienten, was man damit vielleicht machen könnte. Der Klient soll das Leckerli auf die Schnur fädeln, danach kommt die Toilettenpapierpapprolle darüber. Der Klient hält die Enden der Schnur fest und lässt den Rest nach unten hängen. Nun darf der Hund versuchen, die Toilettenpapierrolle beiseite zu schieben und das Leckerli abzuknabbern. Ist das für den Hund zu schwierig, soll der Klient die Schnur straffen, so kann der Hund die Rolle leichter zur Seite schieben.

- Arbeiten Sie mit mehreren Klienten, kann jede Seite von einem anderen Klienten gehalten werden. Oder Sie können auch mehrere Rollen und Leckerli auffädeln lassen, sodass immer zwischen zwei Klienten eine Rolle ist. So haben Sie einen für den Hund einen richtigen Toilettenpapierrollen-Parcours.

- Nutzen Sie anstelle der Toilettenpapierrolle eine Küchenpapierrolle, das ist schwieriger.

5–10/5–10 min

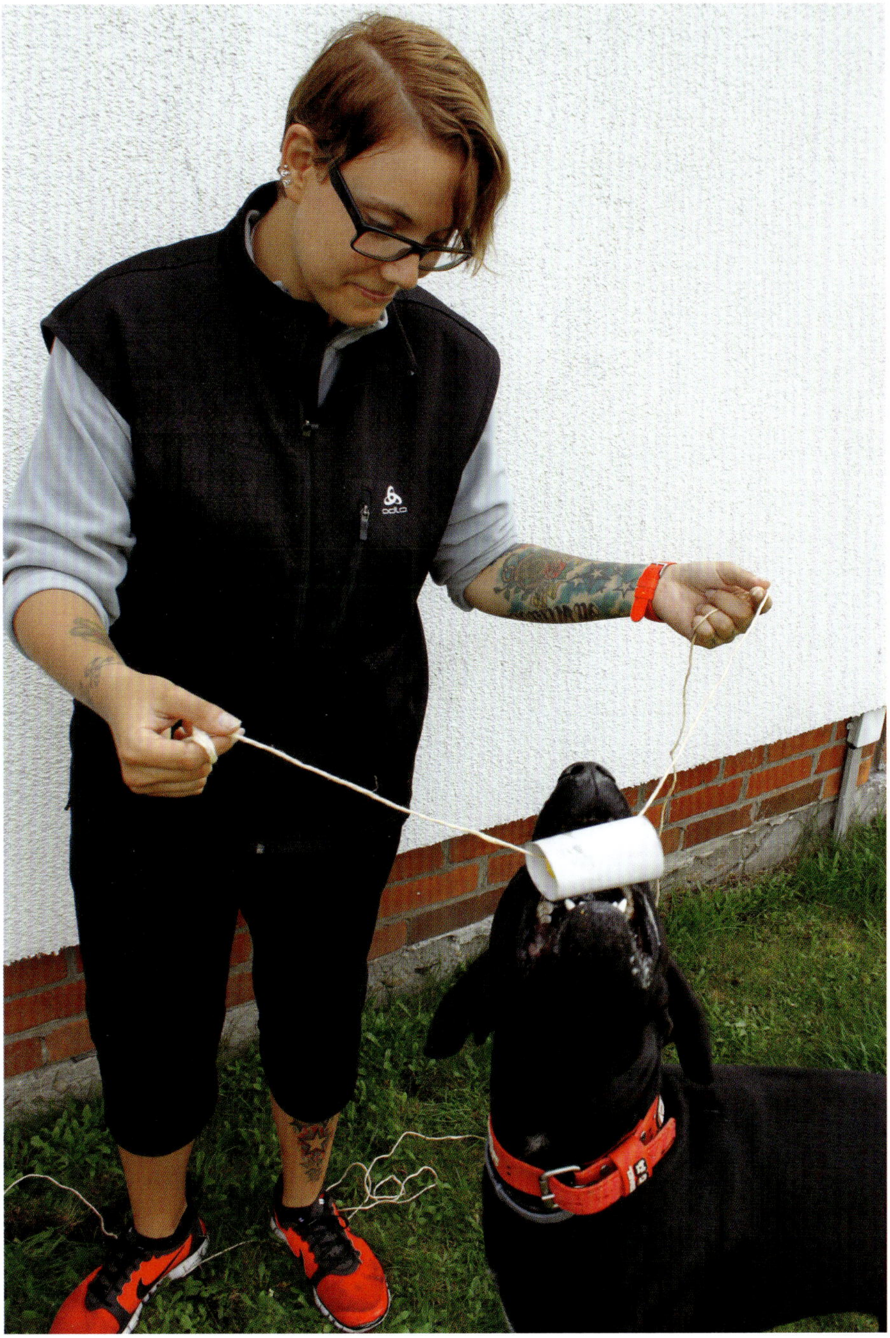

Drago hat das Spiel verstanden und wird gleich an das Leckerli kommen.

58. Fädelspiel Kreis

Schnur in der Länge des Radius des Sitzkreises und ein Leckerli mit Loch

Die Klienten sitzen im Kreis oder in der Einzelarbeit sitzen Sie Ihrem Klienten gegenüber. Jeder hält die Schnur in der Hand! Nun soll das Leckerli auf die Schnur gefädelt werden. Wenn das Leckerli auf der Schnur ist, darf es nicht mehr angefasst werden! Es wird nur durch Bewegung der Schnur von oben nach unten und umgedreht weitergeleitet. Wenn das Leckerli bei der letzten Person im Stuhlkreis angekommen ist, darf diese das Leckerli dem Hund geben, der idealerweise die ganze Zeit ruhig an diesem Stuhl auf sein Leckerli gewartet hat. Bei der nächsten Runde wird eine Person weitergerutscht, man fängt also dann bei der Person neben der ersten Anfangsperson an. So kommt jeder einmal an die Reihe.

5–10/5–15 min

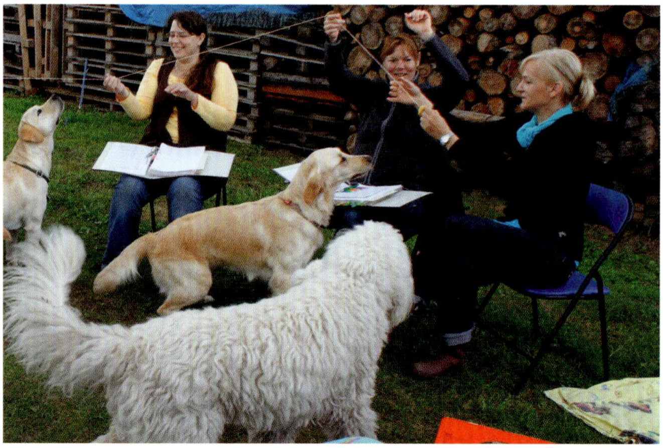

Auf einem Seminar dürfen die Hunde auch einmal alle umherwuseln – eigentlich sollte der Hund am Ende des Kreises (auf der gelben Decke) auf sein Leckerli warten.

59. Luftballon

Luftballon

Testen Sie, ob Ihr Hund Luftballons mag. Manche Hunde spielen gerne von alleine damit. Sie können auch probieren, Ihrem Hund beizubringen, dass er Luftballons mit der Nase berührt und bewegt und somit dann ein Zuspiel zum Menschen möglich wird.

Hund und Klient können zusammen mit dem Luftballon spielen.

Wenn der Klient den Luftballon selber aufblasen kann, können Sie das wieder mit Aufgaben verbinden, indem Sie verschiedenfarbige oder beispielsweise mit Zahlen, Buchstaben, Gesichtern markierte Luftballons bereitlegen und dem Klienten sagen, welchen Luftballon er aufblasen und zum Spielen verwenden darf. Natürlich können diese auch schon aufgeblasen bereitliegen.

5–15/10–30 min

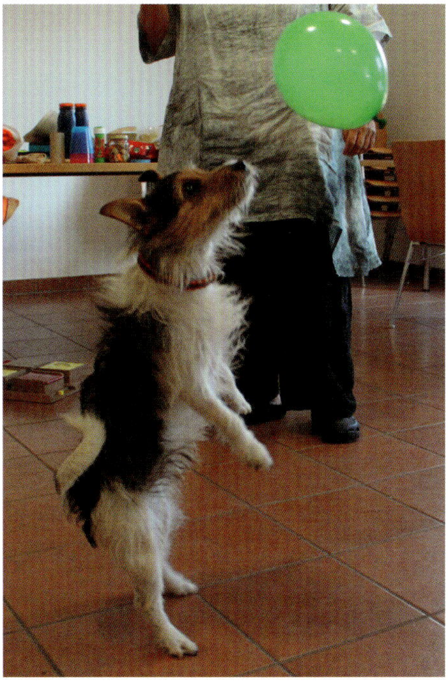

Gigolo macht das Luftballonspiel Spaß.

60. Leckerlirohr

Sound Tube Klangrohr, PVC-Pumpenschlauch aus dem Baumarkt, Papprest einer Geschenkpapierrolle oder Papprolle vom Küchenpapier sowie kleine Leckerli

Der Klient bekommt das Leckerlirohr in die Hand und soll dadurch dem vor sich liegenden Hund ein Leckerli direkt vor das Maul schießen. Klappt das, darf der Hund das Leckerli fressen, schießt der Klient vorbei, muss er es erneut versuchen.

- Wenn Sie sich verschiedenfarbige Rohre anschaffen, können Sie mit den Farben arbeiten.
- Das Gleiche gilt in Bezug auf den Durchmesser der Rohre.
- Arbeiten Sie mit einer Papprolle vom Küchenpapier, können Sie diese individuell nach Ihren Bedürfnissen gestalten. Als Beispiel können Sie wieder mehrere Rollen mit unterschiedlichen Zahlen beschriften und der Klient bekommt die Aufgabe, aus jeder Rolle mit einer geraden Zahl dem Hund ein Leckerli zuzuspielen. Es gehen auch Worte, Obstsorten, Silben, Hunderassen und so vieles mehr. Wenn Sie zwei Papprollen zusammenkleben oder den Papprest einer Geschenkpapierrolle benutzen, ist das Zielen für den Klienten leichter. Sie können den Klienten auch selber die Rolle gestalten lassen.

5–10/10–20 min

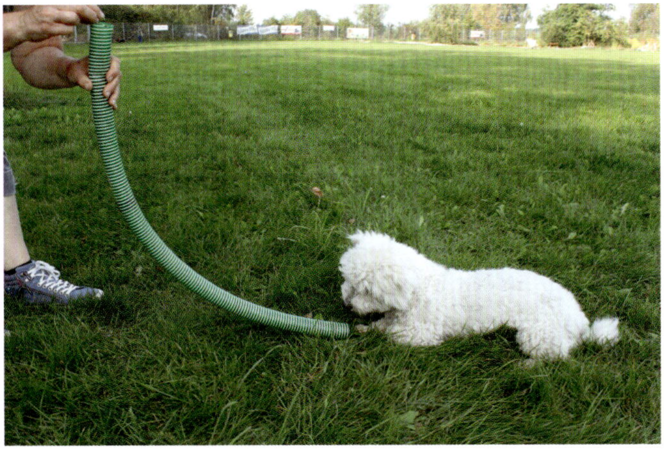

Leckerlirohr aus einem Pumpenschlauch.

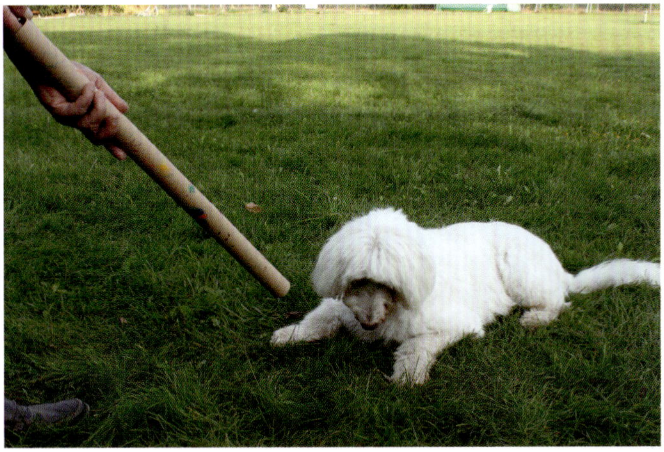

Von Senioren selbst gestaltetes Leckerlirohr aus einer Geschenkpapierrolle.

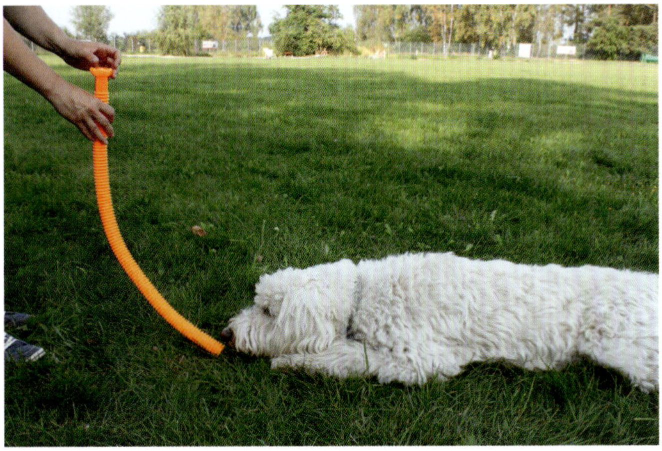

Leckerlirohr aus einem Sound Tube Klangrohr.

61. Leckerli weiterreichen mit Kochlöffeln

Mindestens zwei Holzkochlöffel und ein großes rundes Leckerli mit Loch

Achten Sie darauf, dass das Leckerli auf den Kochlöffel passt!

Die Klienten sitzen im Kreis oder Sie Ihrem Klienten gegenüber. Der Löffel wird am breiten Ende gehalten. Der erste beginnt nun damit, das Leckerli auf seinen Kochlöffel zu fädeln. Danach darf das Leckerli nicht mehr angefasst werden! Es wird jetzt lediglich von Löffel zu Löffel im Kreis herumgereicht. Wenn das Leckerli bei der letzten Person im Stuhlkreis angekommen ist, darf diese das Leckerli dem Hund geben, der die ganze Zeit ruhig an diesem Stuhl darauf gewartet hat. Bei der nächsten Runde wird eine Person weitergerutscht, man fängt also dann bei der Person neben der ersten Anfangsperson an. So kommt jeder einmal an die Reihe.

- Holzkochlöffel eignen sich gut, da diese sich gut halten lassen. Mit Teelöffeln ist das Weiterreichen leichter, weil sie dünner sind, sie sind aber schwerer zu halten.

- Sie können ein Leckerli auch direkt mit dem Löffel weiterreichen lassen. Hier wird der Löffel richtigherum angefasst und das Leckerli von einem Löffel zum nächsten fallengelassen.

- Eine ganz einfache Variante ist, dass Sie nur einen Löffel benutzen und diesen herumreichen lassen. Hier könnten Sie bei der Größe variieren: beginnen Sie mit dem großen Holzkochlöffel und werden Sie mit jeder Runde kleiner – am Ende haben Sie eine Espressolöffel, auf dem das immer noch gleich große Leckerli wie vom Holzkochlöffel herumgereicht werden soll.

5–10/10–15 min

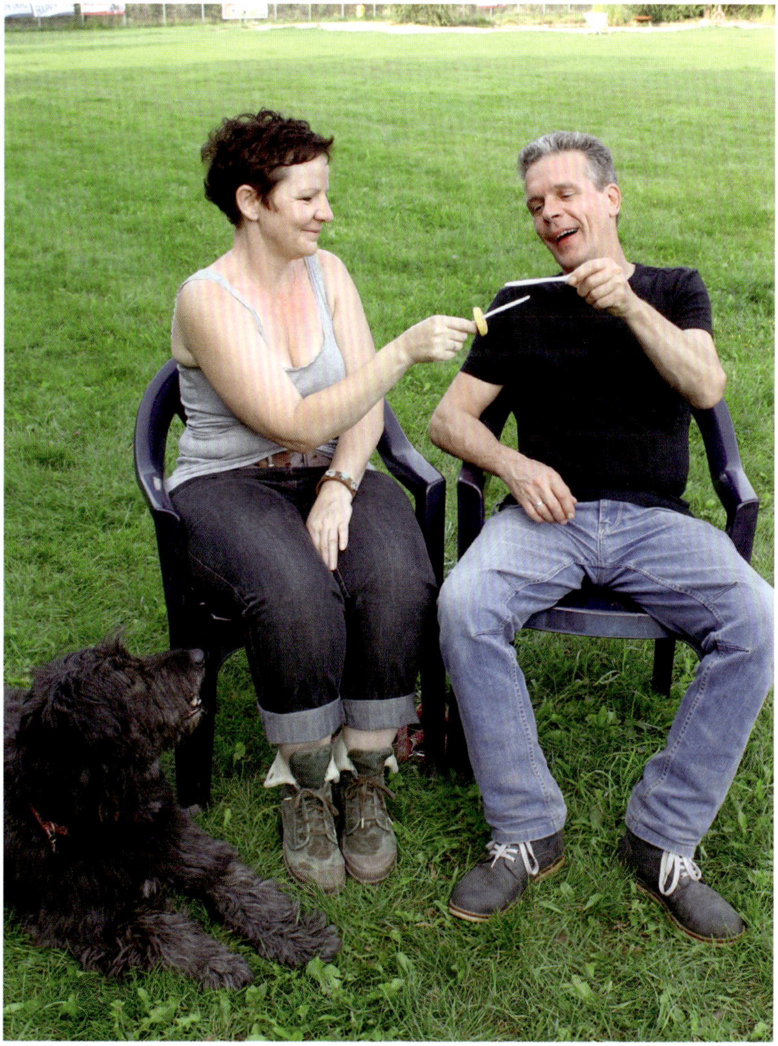

So soll es sein: Das Leckerli wird nur mit den Löffeln weitergereicht und am Ende der Kette wartet der Hund brav darauf.

62. Kochlöffelfädelspiel

Holzkochlöffel und ein großes rundes Leckerli mit Loch

Achten Sie darauf, dass das Leckerli auf den Kochlöffel passt!

Der Klient hält den Kochlöffel am breiten Ende und soll das Leckerli bis ganz nach unten auf den Kochlöffel auffädeln. Dann darf der Hund es sich herunternehmen oder abfressen.

Anstatt von Leckerlis können Sie hier auch mit Apfelscheiben oder sonstigem Obst und Gemüse arbeiten, das fest genug dafür ist (siehe 72. Obst und Gemüse).

3–5/5–10 min

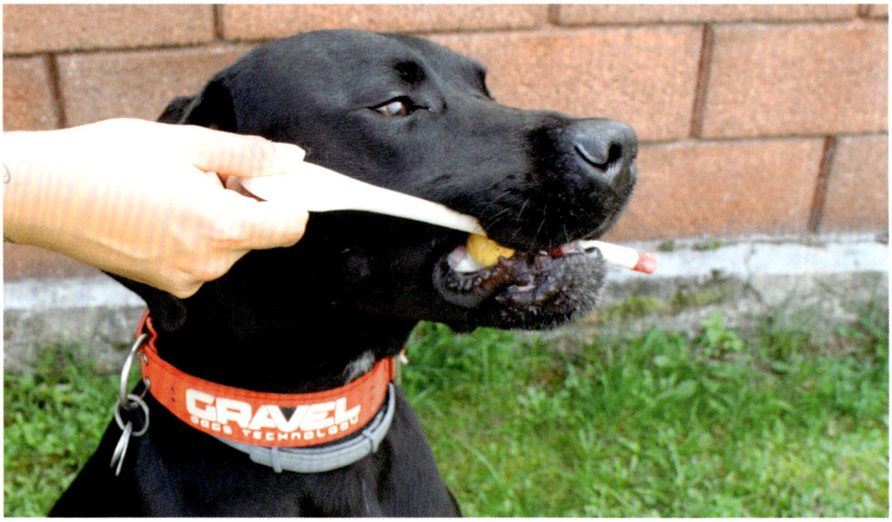

Drago zieht das Leckerli von dem Kochlöffel herunter.

63. Kochlöffel zum Füttern

Holzkochlöffel und Leckerli

Bei Klienten, die den Hund (noch) nicht mit der Hand füttern wollen, bieten Sie einen Holzkochlöffel zum Füttern an.

- Wenn Sie mehrere Löffel haben, können Sie diese auch mit Farben, Zahlen, Buchstaben oder Sonstigem markieren und dem Klienten die Anweisung geben, nur mit bestimmten Löffeln zu füttern.
- Wenn Sie Gesichter auf die Kochlöffel zeichnen (lachend, neutral, traurig) und den Klienten am Anfang oder Ende den Hund mit dem Löffel füttern lassen, welcher gerade die Stimmung des Klienten spiegelt, bekommen Sie ein kurzes, einfaches Feedback zur Stimmung des Klienten.

1–5/5–10 min

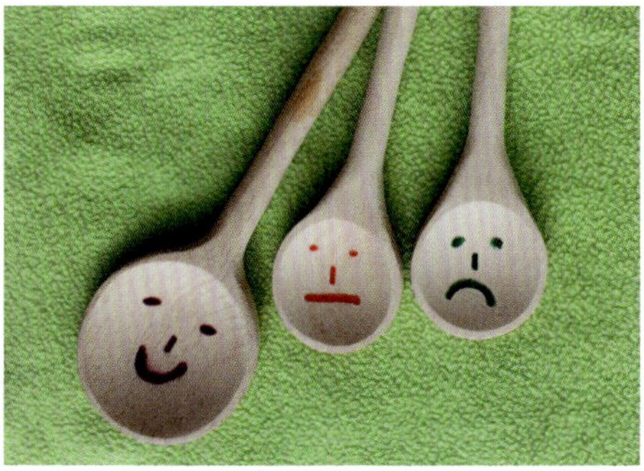

Gesichter, um die Stimmung des Klienten zu ermitteln.

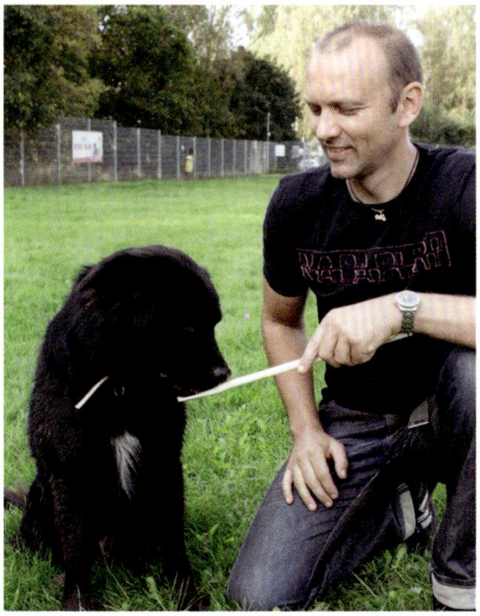

Mit dem Kochlöffel kann der Hund indirekt gefüttert werden.

64. Schnitzeljagd

Aufgaben/Stationen für die Schnitzeljagd und ein kleiner Schatz

Bereiten Sie die Stationen auf Ihre Klienten ausgerichtet vor. Bei Kindern eignen sich Regeln für den Umgang mit Hunden gut. Bei Erwachsenen könnte man Fragen aus einem Hundequiz nehmen (siehe 22. Hundequiz). Verpacken Sie die einzelnen Fragen in Tüten, Klarsichtfolien, Kisten oder Ähnlichem. Der Schatz am Ende sollte etwas für den Hund und die Klienten beinhalten. Verstecken Sie die Fragen im Raum oder auf dem Gelände, wo Sie suchen lassen möchten. Markieren Sie hier lieber nicht mit den klassischen Schnipseln, geeignet sind Luftschlangen – diese sind gut sichtbar und leicht wieder wegzuräumen. Draußen können Sie auch Markierungen in den Sandboden machen, Kienäpfel oder Steine zu Häufchen stapeln oder Markierungen mit Kreide machen.

Nun suchen die Klienten zusammen mit Ihnen und dem Hund den Schatz.

Sehr variabel, etwa 15–60 min ohne Vorbereitungszeit

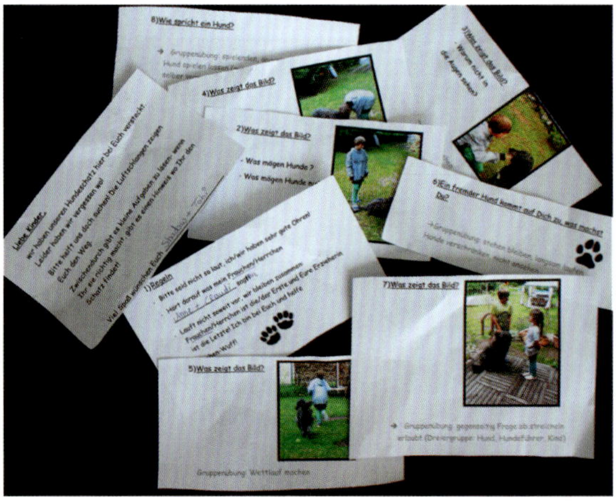

Einige Beispielkarten einer Schnitzeljagd für Kinder von vier bis acht Jahren.

65. Leckerli weiterreichen aus Frisbeescheibe

Frisbeescheibe aus Plastik

Eine schöne Methode, wenn der Klient den Hund (noch) nicht aus der Hand füttern möchte. Der Klient kann das Leckerli selber in den Frisbee legen und dann diesen dem Hund reichen. In der Gruppe kann der Frisbee eine Runde im Kreis herumgereicht werden und bei der letzten Person wartet der Hund sitzend auf das Leckerli. In der nächsten Runde wird eine Person versetzt angefangen, sodass jeder Teilnehmer einmal beginnen und beenden kann.

Wenn Sie mehrere Frisbeescheiben in unterschiedlichen Farben haben, arbeiten Sie auch hiermit. Lassen Sie den Klienten die Farben benennen und eine Scheibe aussuchen oder geben Sie die Farbe vor, mit der der Klient arbeiten darf.

1/3–8 min

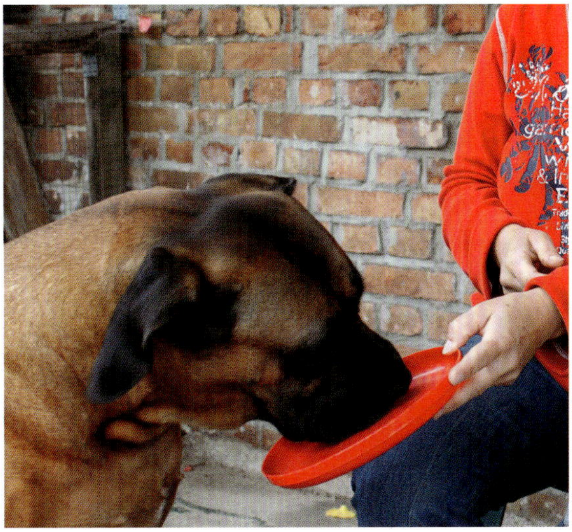

Das Füttern aus der Frisbeescheibe ermöglicht dem Klienten einen indirekten Kontakt zum Hund.

66. Wo ist mein Hund?

-

Es handelt sich hier um gruppendynamisches, kooperatives Bewegungsgruppenspiel: Am Anfang steht eine Person mit dem Hund an einer Seite des Spielfeldes mit dem Rücken zu dem Rest der Gruppe. Dieser steht an einer Linie etwa 10–20 Meter entfernt und sieht zu der Einzelperson und dem Hund. Die Gruppe soll nun der Einzelperson den Hund wegnehmen und hinter die eigene Linie bringen. Die Gruppe darf sich immer bewegen, wenn die Einzelperson mit dem Rücken zur Gruppe steht. Sobald sich die Einzelperson zu der Gruppe dreht, darf sich davon keiner mehr bewegen. Ausnahme ist aber der Hund: Dieser darf sich bewegen, falls ihn die Gruppe schon zu sich geholt haben sollte. Bewegt sich jemand aus der Gruppe und die Einzelperson sieht das, darf sie diese zurück an ihre Gruppenlinie schicken. Beendet ist das Spiel, wenn der Hund hinter die Gruppenlinie gebracht wurde.

Spielen Sie das Spiel nur mit einem gut erzogenen Hund, der gerne mit anderen Menschen an der Leine mitgeht. Eine Grundregel für die Mitspieler muss sein, dass sie nicht an der Leine ziehen dürfen! Der Hund soll durch sprachliche Aufforderungen mitkommen.

Wenn das Spiel das erste Mal mit einer Gruppe gespielt wird, rennt in der Regel jeder drauflos. Beim zweiten, dritten oder spätestens vierten Mal aber kommt es innerhalb der Gruppe zu einer Kooperation und man merkt, dass man effektiver ist, wenn die Gruppenmitglieder sich auf dem Weg hin zur Einzelperson in einer Reihe aufstellen und den Hund dann ganz einfach in dieser Reihe hinter die Linie führen können.

Nicht geeignet bei Einzelpersonen, in der Gruppe für eine Runde etwa 5–10 min

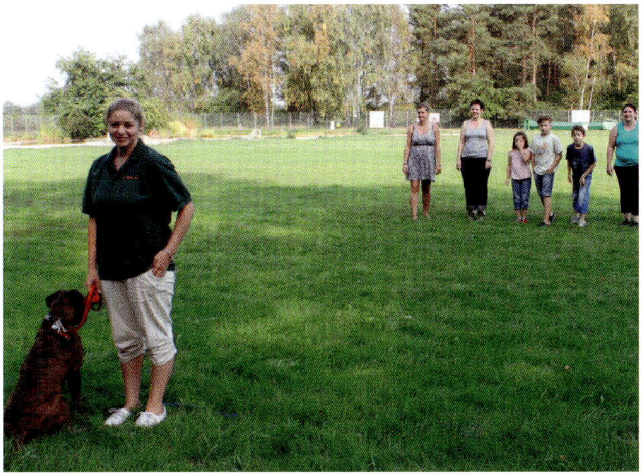

Am Anfang wartet jeder an seiner Linie.

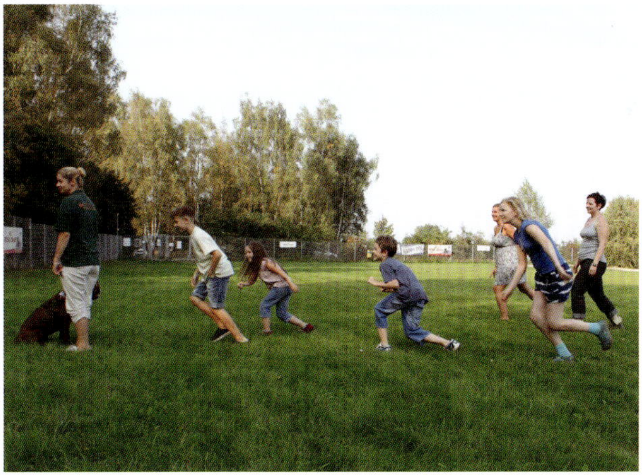

Solange der Hundebesitzer mit dem Rücken zur Gruppe steht, darf diese sich bewegen, um den Hund zu entführen.

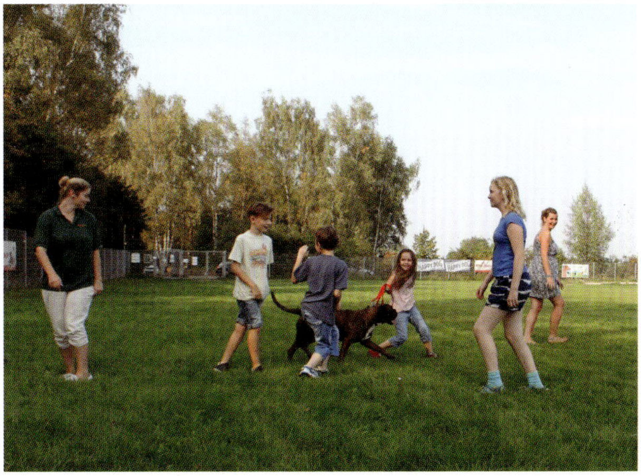

Guckt der Hundebesitzer, müssen alle (außer dem Hund) in den Bewegungen einfrieren.

67. Wo ist der Hund?

Einen Raum mit wenigen störenden Geräuschquellen, eventuell eine Matte mit Decke

Der Klient legt sich bequem auf die Matte, wird zugedeckt und schließt seine Augen. Sie oder ein anderer Klient laufen mit dem Hund im Raum umher und lassen diesen sich an einer bestimmten Stelle hinsetzen oder hinlegen. Wenn der liegende Klient länger als fünf Sekunden keine Laufgeräusche mehr vom Hund hört, soll er beschreiben, wo das Mensch-Hund-Team sich gerade im Raum befindet (auf, vor, neben, hinter, unter, an, im).

Der liegende Klient soll möglichst nur die Lauf- und Atemgeräusche des Hundes hören, daher sollte der begleitende Mensch nicht sprechen und keine Schuhe anhaben sowie versuchen, möglichst ohne Geräusche zu laufen.

5–10/5–10 min

68. Dummyarbeit

Futterdummy und Leckerli

Füllen Sie die Leckerli in den Dummy. Wenn Ihr Hund diesen apportiert, darf der Klient ihn werfen und dem Hund daraus ein Leckerli geben, wenn er den Dummy gebracht hat. Ebenso können Sie verschiedene Futterdummys benutzen. Es gibt diese auch in unterschiedlichen Farben und Materialien zu kaufen. Sie können hier dann zusätzlich mit Farben oder Größen arbeiten.

- Die Dummys müssen nicht unbedingt apportiert werden, sie können in einer Gruppe auch von Klient zu Klient weitergereicht werden. Jeder darf ein Leckerli herausnehmen (inklusive Öffnen und Schließen von Klettverschluss und/oder Reißverschluss) und den Dummy dann weiterreichen.

- Ähnlich wie bei 51. Leckerlis nach Geräuschen erkennen, können Sie dem Klienten zwei oder drei sehr unterschiedliche Leckerlis hinlegen und er soll dann erfühlen, welches Leckerli sich in dem Dummy befindet. Hat er Recht, darf der Hund ein Leckerli bekommen.

- Befüllen Sie zwei oder drei Dummys mit unterschiedlichen kleinen Materialien, wie bereits unter 46. Fühlbeutel beschrieben. Ein Inhalt sollten immer die Leckerlis sein, die anderen Dummys können zum Beispiel mit Muscheln, Sand, Nüssen, Steinen, Stiften, Schrauben oder Bonbons befüllt sein.

2–5/5–15 min

69. Tennisball

Tennisball, kleine Leckerlis und eventuell eine Pinzette und zwei Knöpfe

Nehmen Sie einen Tennisball, schneiden diesen zur Hälfte auf (das wird der Mund der sich durch Druck öffnen lässt) und bekleben oder bemalen Sie diesen mit zwei Augen. Befüllen Sie den Ball mit Leckerlis.

Der Klient bekommt nun die Aufgabe, durch Druck den Mund des Balles zu öffnen und ein Leckerli für den Hund herauszuholen, welches er diesem dann geben darf.

Zum Training der Feinmotorik können Sie den Klienten das Leckerli auch mit einer Pinzette aus dem Ball holen lassen.

- Der Klient füllt die Leckerlis in den Ball und darf ihn danach dem Hund hinhalten, damit dieser sich die Leckerlis herausnehmen darf.
- Lassen Sie den Klienten den Ball vorher selber gestalten.

Individualisieren Sie den Ball durch zum Beispiel Fäden als lange Haare, Schlappohren aus Stoff oder Papier oder mit einer kleinen Krone.

Diese Idee stammt von Elisabeth Stadler/www.dulcinea.at

3–5/5–10 min

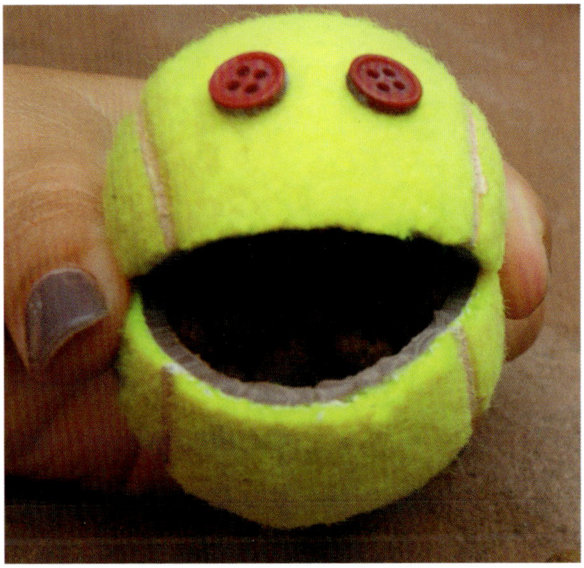

Es ist sehr einfach, einem Tennisball ein Gesicht zu geben.

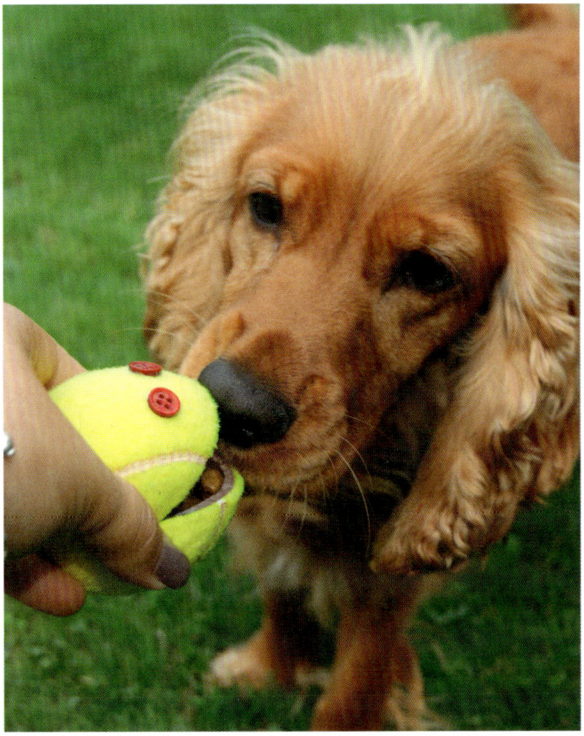

Mit etwas Druck öffnet sich der Mund und der Hund kann fressen.

70. Parcours bauen

Käufliche Hindernisse und sämtliches für den Hund ungefährliches Material, wo dieser hindurchspringen, durchkriechen, drum herumlaufen, herüberspringen kann oder auch ein kleines Spiel bewältigen muss.

Der Klient bekommt die Aufgabe, für den Hund einen Parcours mit den verfügbaren Materialien zu bauen. Drinnen können das Bücher, Kisten, Stühle, Decken oder auch Matten sein. Draußen eignen sich Äste, Tannenzapfen, Baumstümpfe oder umgefallene Bäume. Wenn es passt, soll der Klient nach dem Bauen den Parcours selber durchlaufen und dabei reflektieren, ob der Hund diesen so schaffen kann oder ob es Gefahrenquellen gibt. Zumindest sollte aber zusammen besprochen werden, ob der Parcours hundegerecht ist. Danach darf dieser mit dem Hund absolviert werden!

- Eigentlich verknüpft diese Methode die schon beschriebenen Einzelmethoden: 33. Verstecken/Deckenspiele, 34. Ball- und Apportierspiele, 37. springen lassen, 40. Tunnel und kriechen lassen und 50. Intelligenzspiele, sie ist aber auch mit vielen weiteren, nicht genannten Methoden zu verknüpfen. Es ist sinnvoll, mit dem Klienten immer erst eine Methode zu erarbeiten, bis er diese gut mit dem Hund durchführen kann und dann erst mit Verknüpfungen zu beginnen.

- Diese Methode eignet sich insbesondere in der pädagogischen Arbeit auch gut zum Abschluss der Einheiten, verbunden mit einem Zertifikat für den Hundekenner (siehe 47. Pfotenabdruck).

10–30/15–45 min

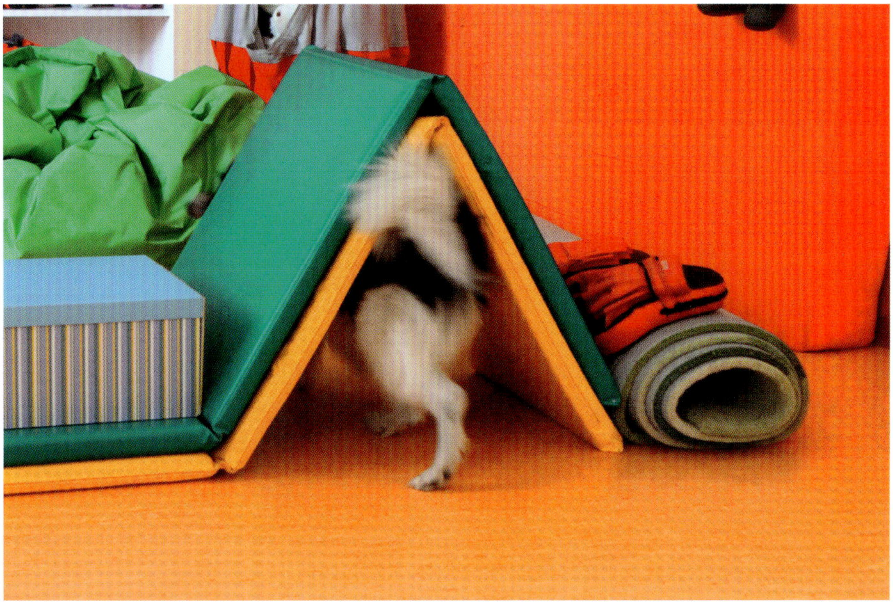

Ein von einer Klientin selber ausgedachter und zuvor durch Sie getesteter Parcours.

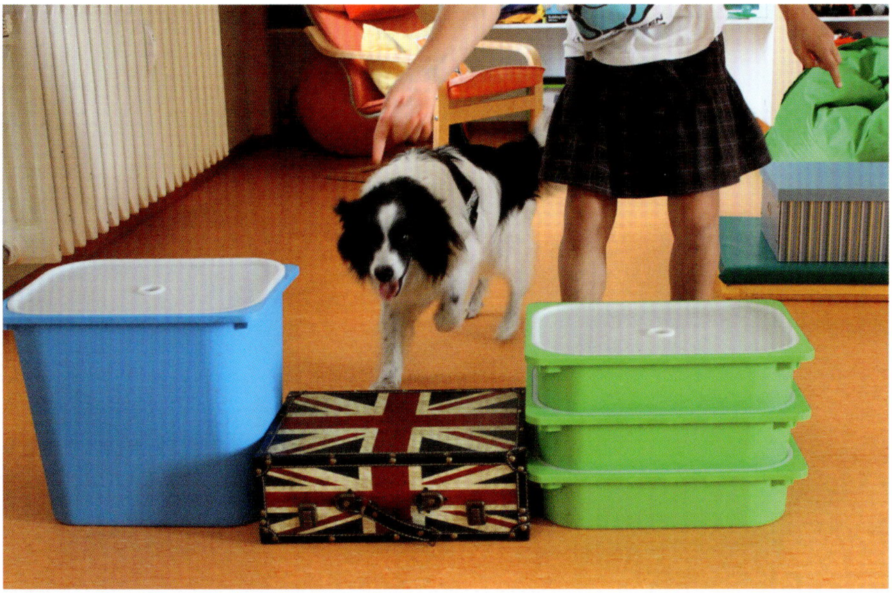

Es wird nur mit Handzeichen und leisen Signalen zur Unterstützung, aber ohne Leckerlis und Leine gearbeitet. Tobi folgt hier auf absolut freiwilliger Basis.

71. Fotosafari

Digitalkamera, eventuell ein Computer und Drucker

Der Klient darf in dieser Sitzung Fotograf sein und den Hund fotografieren. Dafür müssen Sie ihm den Fotoapparat erklären. Am besten lassen Sie den Klienten einige Probebilder ohne den Hund machen. Danach soll der Klient Ihnen seine Vorstellungen von seinen Fotos mitteilen. Hilfen Ihrerseits könnten sein: Wo soll der Hund fotografiert werden? Soll der Hund liegen, sitzen, in der Bewegung fotografiert werden oder etwas ganz anderes machen? Muss dazu noch etwas vorbereitet werden? Passt das mit dem Licht? Ist das zu schwer oder gefährlich? Wenn der Klient ausführlich den ersten Fotoplatz mit Ihnen besprochen hat, darf er die ersten Bilder mit dem Hund machen. Je nachdem wie konzentrationsfähig Ihr Klient und die Ausdauer von dem Hund ist, können Sie diesen Ablauf noch einige Male wiederholen.

Ideal ist es, wenn Sie sich die Fotos danach gleich auf einem Computer ansehen und ausdrucken können. Falls nicht, sehen Sie sich die Bilder auf der Digitalkamera an und treffen eine Vorauswahl, welches zum nächsten Treffen ausgedruckt werden soll.

- Das kann man auch gut mit dem Erlebnisspaziergang (siehe 42.) verknüpfen, indem der Klient einen Platz suchen soll, an dem man ein schönes Foto machen kann.

- Erstellen Sie mit dem Klienten und diesen Fotos ein Fotobuch (siehe 1.), ein Memoryspiel (siehe 2.), ein Puzzle (siehe 9.) oder ein Mobile (siehe 16.).

15–30/30–45 min

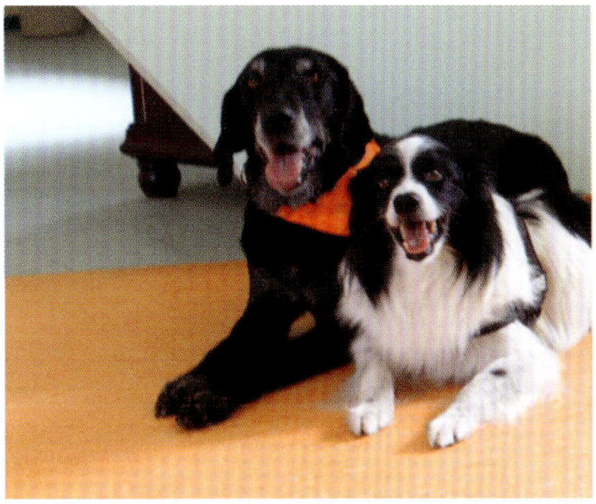
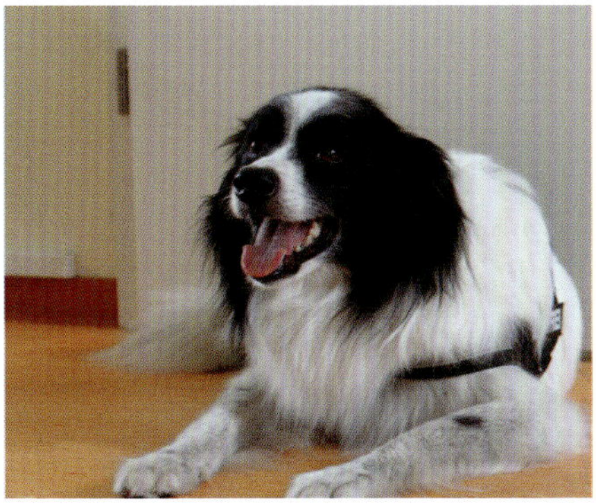
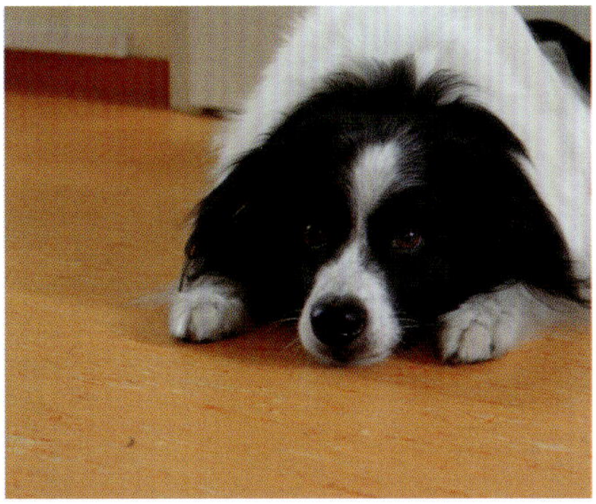
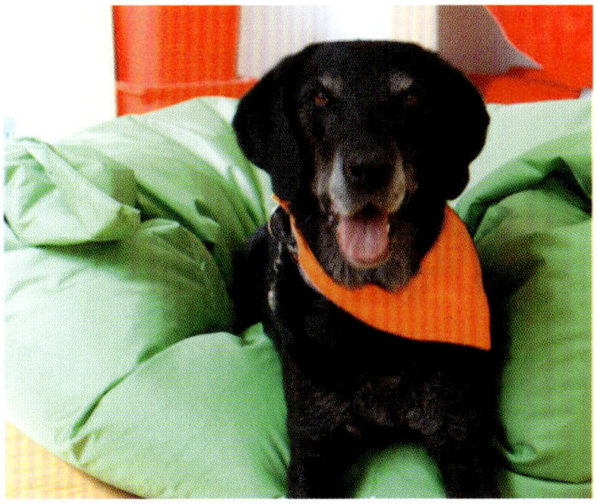

Von einer jugendlichen Klientin selbst geschossene und nicht immer perfekte Bilder. Sie musste überlegen, wo es wohl gut aussieht, wenn sie den Hund dort fotografiert. Danach musste sie den Hund ohne Leine und Leckerli auf diesen Platz bringen und überlegen, aus welcher Perspektive sie fotografiert, das durfte auch nicht zu lange dauern, da der Hund dann vielleicht wieder aufsteht. Zudem durfte die Klientin mit einer teuren Spiegelreflexkamera fotografieren, was ihr zugleich das Vertrauen des Menschen in sie signalisierte.

72. Obst und Gemüse, Würstchen und Co.

Je nach Bedarf verschiedenes frisches Obst, Gemüse, Käse, Würstchen

Bitte beachten Sie bei der Auswahl, dass alle diese Lebensmittel nur in kleinen Mengen verfüttert werden sollten. Obst sollte der Hund aufgrund der Fruchtsäure nicht zu viel bekommen. Gut geeignet und beliebt sind Bananen oder Melonen. Bitte keine Weintrauben, diese können Vergiftungen hervorrufen. Beim Gemüse dürfen keine Nachtschattengewächse verfüttert werden, da diese für den Hund giftig sind! Vertreter davon sind Paprika und Tomate sowie grüne Stellen von rohen Kartoffeln. Gut geeignet sind Gurke oder Mohrrübe. Hülsenfüchte wie Erbsen und Bohnen sind für Hunde ebenfalls giftig und dürfen nicht verfüttert werden.

Im Sinne der Dinge des alltäglichen Lebens können Obst und Gemüse geschält und zerkleinert werden, bevor sie verfüttert werden. Das gleiche gilt für Käse und Würstchen.

Bauen Sie dabei auch verschiedene Aufgaben mit ein:

- Der Käse etc. soll in acht gleich große Quadrate geschnitten werden.
- Lassen Sie aus den Würfeln, Scheiben oder Stücken von Mohrrübe etc. Zahlen oder Buchstaben legen, bevor diese verfüttert werden dürfen.
- Machen Sie eine Verkostung: Sie haben verschiedene Sorten

eines Lebensmittels oder ganz verschiedene Lebensmittelarten. Entweder darf der Klient diese selber zerteilen und kosten oder Sie haben kleine Proben vorbereitet und der Klient soll diese dann mit geschlossenen Augen erkennen. Was schmeckt gut? Was nicht? Was ist eher sauer, süß, bitter? Nehmen Sie zum Beispiel eine Gurke aus Massenproduktion und eine aus dem Bioladen oder dem eigenen Garten: welche Unterschiede gibt es im Geschmack oder im Aussehen? Nachdem der Klient verkostet hat, darf er auch den Hund mit einer kleinen Probe kosten lassen. Hier eigenen sich auch sehr gut verschiedene Apfelsorten – wegen der Fruchtsäure dem Hund aber bitte wirklich nur kleine Proben zum Kosten geben.

10–30/15–40 min

Internetsuchwort: Obst, Gemüse Hund giftig

73. Bierdeckeldart

Eine große Zielscheibe aus einer Decke, Papier, Bettlaken oder Rasenteppich und Untersetzer für Getränke, also Bierdeckel sowie Leckerli oder Spielzeug

Legen Sie die Zielscheibe auf dem Boden bereit.

Der Klient darf nun in einem Abstand von einem halben Meter (physisch beeinträchtigte und an Demenz erkrankte Personen) bis drei Metern (bei eher fitten Klienten) mit den Untersetzern auf die Zielscheibe werfen. Hier haben Sie mehrere Möglichkeiten der Gestaltung:

- Die Zielscheibe ist mit Nummern markiert und diese spiegeln die Anzahl der Leckerlis wider, welche der Hund bei einem Treffer bekommt.
- Die Zahlen müssen bis zu einer bestimmten Zahl addiert werden (zum Beispiel 50). Wenn diese erreicht ist, bekommt der Hund ein Leckerli oder darf eine Runde mit dem Klienten spielen.
- Sie können die Zielscheibe anstelle von Zahlen auch mit Farben oder Bildern von den Leckerlis oder dem Spielzeug markieren, welche der Hund dann haben darf (ähnlich wie bei Spiele mit dem Tablett siehe 56.).

5–15/10–20 min

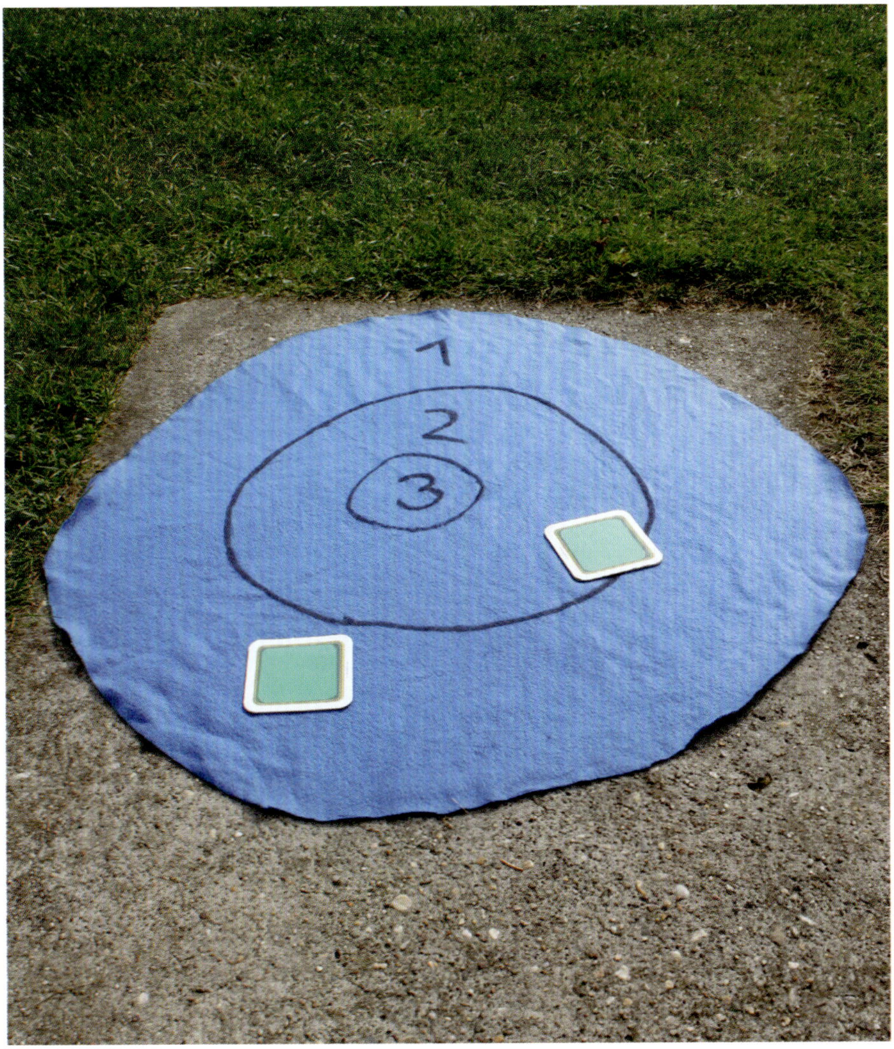

Die Zielscheibe ist aus einer einfachen Decke ganz schnell hergestellt.

74. Blumenkiste

Blumenpalette aus Plastik oder Muffinform, Leckerli und Füllmaterial wie Spielzeug, Bälle, Korken, Papierschnipsel, Stoffreste oder Ähnliches

Packen Sie das Füllmaterial in die einzelnen Paletten. Passen Sie dabei auf, dass der Hund an das später dort versteckte Leckerli auch herankommen kann.

Der Klient soll nun in der Palette Leckerli für den Hund verstecken, welche dieser dann nach Aufforderung des Klienten suchen kann. Beim Suchen sollte die Palette aufgrund des geringen Gewichtes festgehalten werden. Denken Sie wie bei allen Übungen auch hier daran, dass der Klient das Füllmaterial erst beschreiben und erfühlen kann.

- Arbeiten Sie mit Mengen: Befüllen Sie die Paletteneinheiten mit unterschiedlich vielen Materialien, wenn Sie etwa mit Korken arbeiten, füllen Sie in eine Einheit nur einen Korken, dann zwei, dann drei und so weiter. Der Klient darf nur unter den Einheiten verstecken, wo Sie es sagen.
- Das geht ebenfalls mit Farben – bei Bällen zum Beispiel.
- Oder beschriften Sie die Paletteneinheiten mit Zahlen und lassen den Klienten diese, bevor er das Leckerli verstecken kann, nach Ihrer Anweisung selber mit dem Füllmaterial befüllen.

3–5/5–10 min

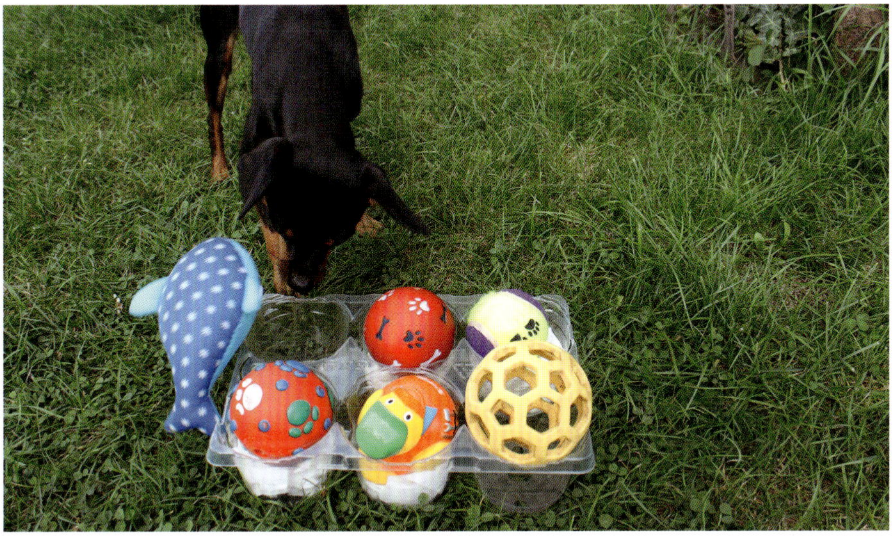

Schnell den Wal wegstoßen.

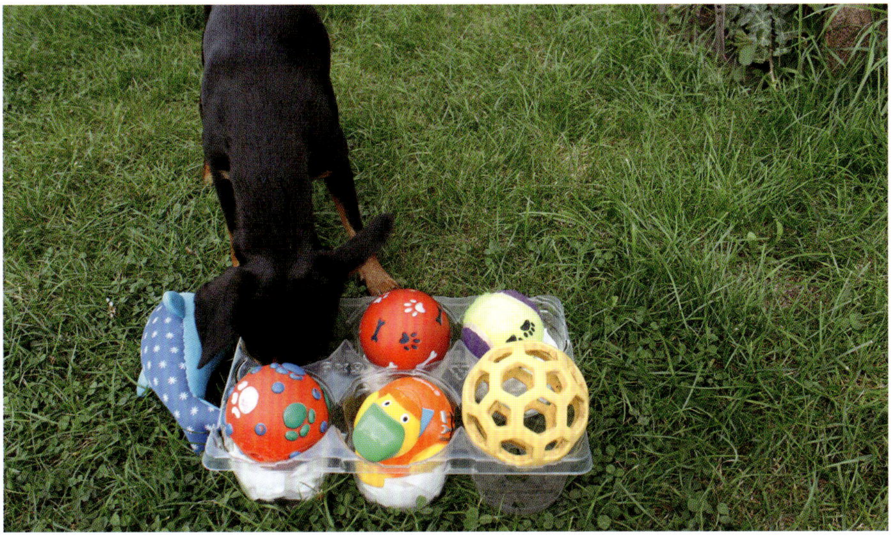

Und ran an das Leckerli!

75. Eierkarton

Für diese Idee von Peggy Gerlach benötigen sie einen großen Eierkarton und Leckerlis.

Gestalten Sie den Eierkarton individuell nach Ihrem Bedarf:

- Einfach bunt angemalt
- Mit Zahlen oder Buchstaben beklebt
- Mit verschiedenen Farben bemalt

Der Klient soll jetzt in bestimmte Bereiche ein Leckerli legen (zum Beispiel nur in die rot bemalten Teile). Danach darf er dem Hund den Karton zum Fressen der Leckerlis geben, diesen dafür etwas festhalten.

- Der Klient macht aus ein bis zwei Metern Zielwerfen mit einem Leckerli. Danach benennt er die Bereiche des Kartons, welche er getroffen hat. Dann darf der Hund die Leckerlis bekommen.

- Der Karton ist in jedem Bereich mit einem Leckerli gefüllt. Sie sagen dem Klienten, aus welchem Bereich er ein Leckerli für den Hund nehmen darf. Eventuell muss eine Pinzette als Hilfe benutzt werden.

5–10/10–20 min

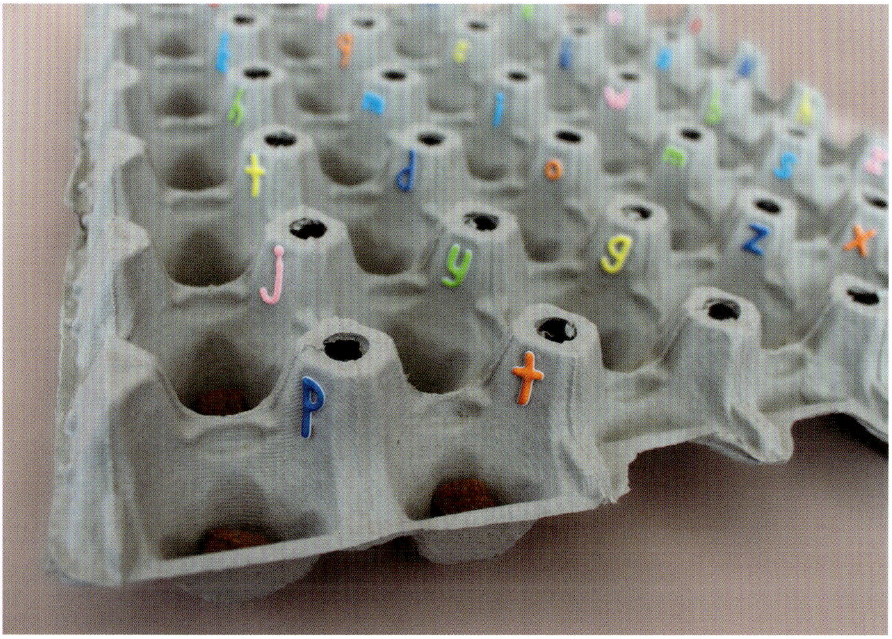

Ein Eierkarton mit Buchstaben – jedes Feld ist befüllt und der Klient darf den Hund mit den Leckerlis aus den Feldern füttern, die Sie vorgeben.

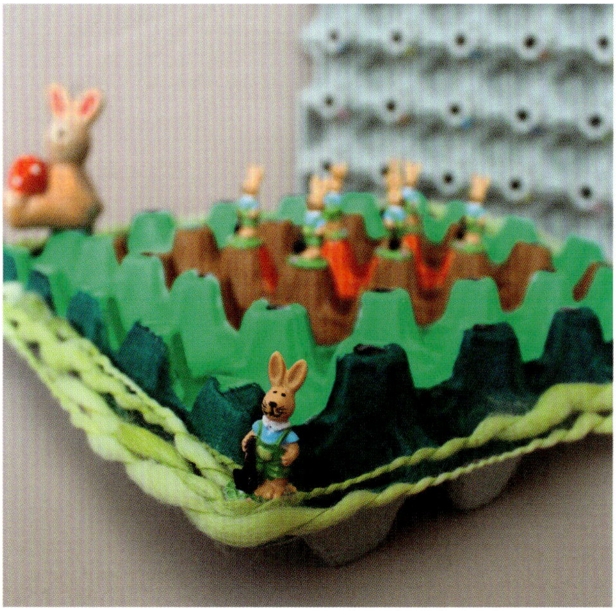

Ein farblich gestalteter Eierkarton von Ostern.

76. Blindenhund

Nur für große und sehr gut an der Leine laufende Hunde geeignet! Sie benötigen ein gut sitzendes bequemes Geschirr oder einen Rucksack für Ihren Hund. An diesem muss oben ein Griff sein. Eventuell eine Augenbinde.

Ziehen Sie dem Hund, bevor der Klient kommt, oder mit diesem zusammen das Geschirr an. Der Klient bekommt die Aufgabe, an den Griff zu fassen und seine Augen zu schließen oder zu verbinden. Dann soll er sich von dem Hund führen lassen. Der Griff wird dabei ganz locker gehalten und nicht daran gezogen – der Hund führt. Achten Sie unbedingt darauf, dass das Größenverhältnis Hund-Klient stimmt! Sie sichern diese Einheit mit einer zusätzlichen Leine ab und führen den Hund.

V

Tauschen Sie die Rollen und lassen den Hund vom Klienten führen.

5–15 min/ für Gruppen nicht geeignet

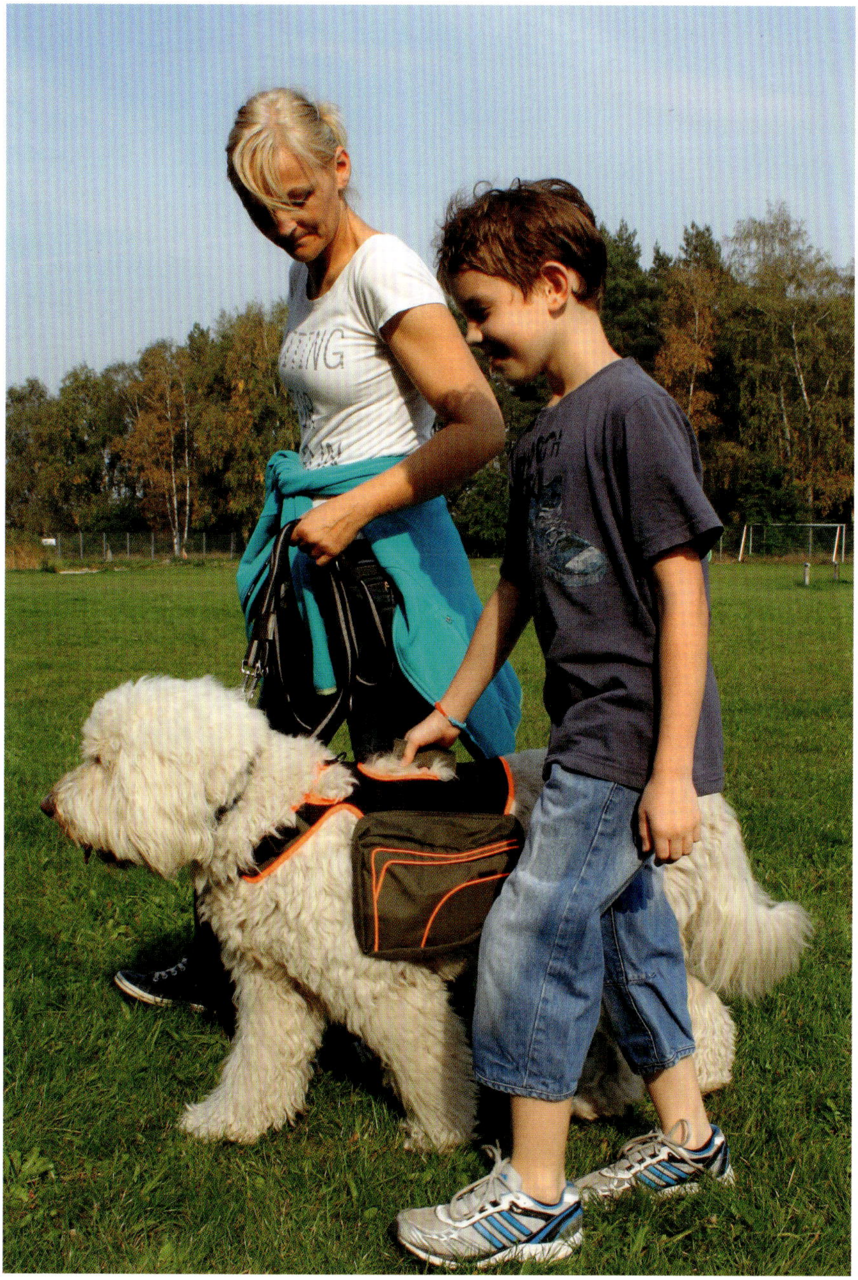

Hier stimmt das Größenverhältnis Hund/Klient. Der Hundeführer muss sowohl auf den Hund an der Leine achten als auch auf den Klienten, der sich mit geschlossenen Augen voll auf den Hund verlässt.

77. Wünsch Dir was

\-

Der Klient darf sich zum Abschluss, zum Beginn oder für die nächste Einheit etwas wünschen, was er mit dem Hund machen möchte.

Ist der Wunsch realisierbar, führen Sie ihn durch. Ist er mit Abwandlungen durchführbar, lenken Sie das Gespräch mit dem Klienten so, dass er im Idealfall selber auf die abgeänderte durchführbare Variante kommt. Ist der Wunsch gar nicht umsetzbar, sollten Sie mit dem Klienten nach einer gleichwertigen oder noch besseren Alternative suchen.

Diese Methode sollten Sie erst einsetzen, wenn der Klient den Hund und auch schon einige Methoden kennt, sodass er eine Idee davon hat, was er sich wünschen könnte.

Sehr variabel und vom Wunsch abhängig

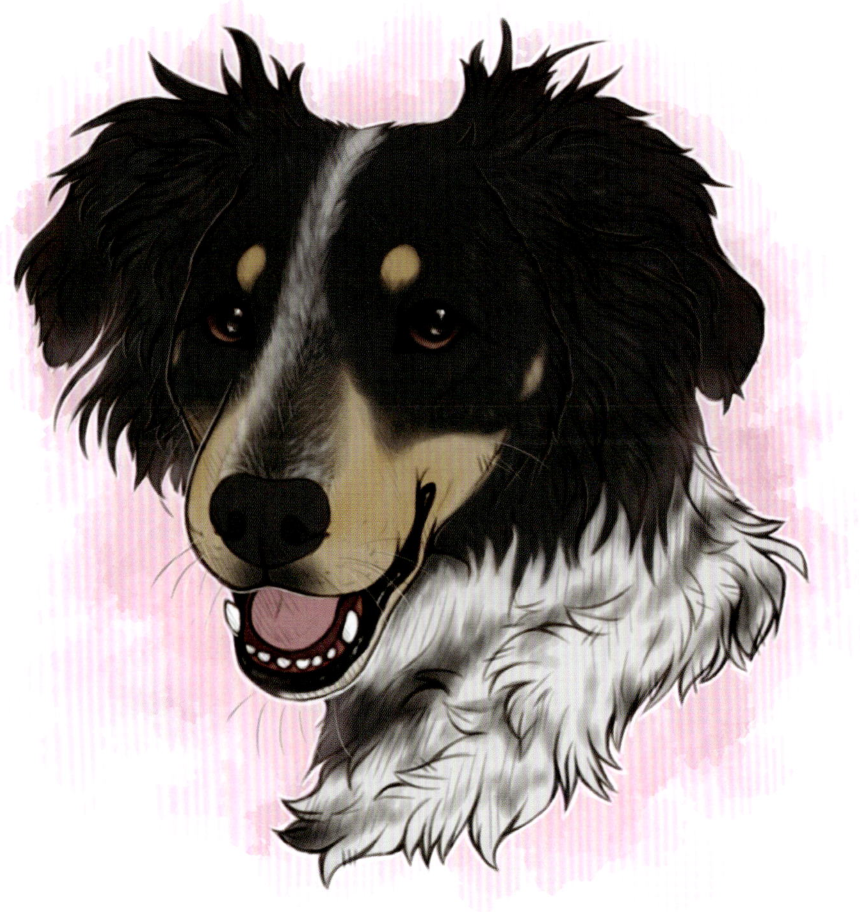

Ich habe mir ein tolles Bild von meiner Suri gewünscht und es bekommen. Zum Abschluss noch mein Geheimtipp – so tolle Bilder, auch gerne individuell für die Einsätze gestaltet, erhalten Sie erschwinglich bei Manduca Art (Facebook).

Autoreninfo

Anne Markgraf geb. Kahlisch

Ich bin seit 2002 mit meinen Hunden im tiergestützten Bereich tätig. Mittlerweile habe ich fünf eigene zu Besuchs- beziehungsweise Therapiebegleithunden ausgebildet. Anfangs bin ich eher zufällig in die Besuchshundearbeit in einem Seniorenheim hineingerutscht. So habe ich mich doch relativ schnell auf diesem Gebiet professionalisiert. Seit 2008 bin ich zudem regelmäßig als Referentin für tiergestützte Interventionen tätig.

Seit 2009 bilde ich regelmäßig ehrenamtliche Besuchshundeteams und Fachkräfte aus.

Meine Weiterbildung in der Mensch-Tier-Begegnung, lange Praktika auf zwei Therapiehöfen sowie diverse Fortbildungen waren für meine bisherige Arbeit sehr förderlich. Ich bin Mitglied im Bundesverband Tiergestützte Intervention und dem Qualitätsnetzwerk Schulbegleithunde. Aktuell dürfen meine Hunde Suri und Elmo mich mit auf die Arbeit an einer Grundschule begleiten.

2010 erschien dann mein erstes Buch „Tiergestützte Therapie in Senioren- und Pflegeheimen", 2017 die Ideenkiste Schulhund (mit Isis Mengel) und 2018 das Buch „Hunde in Kita und Vorschule" (mit Christina Grünig) ebenfalls bei Kynos, sowie 2020 im Verlag Reinhardt mein letztes Buch: Tiergestützte Interventionen für Menschen mit Demenz.

Kontakt gerne über:

Facebook: Therapiebegleithund BB & B & Ideengruppe für Therapiebegleit-/Schul-/Besuchshunde

Instagram: Therapiebegleithunde.BB.B

Homepage: www.therapiehunde-brandenburg.de

Mail: therapiehunde-brandenburg@gmx.de

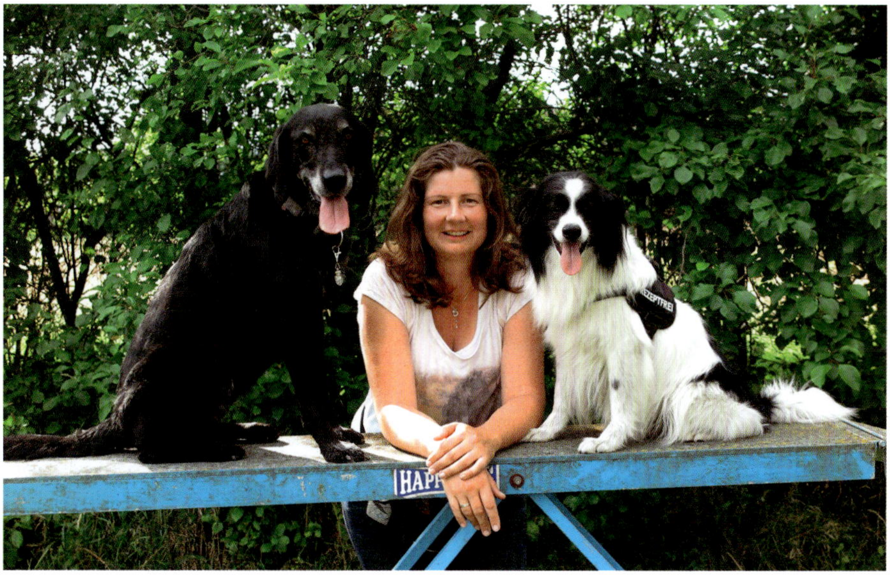

Meine beiden treuen Begleiter Stella die Labradordame und Border-Collie-Mischling Tobi begleiteten mich während der Entstehung dieses Buches im Jahre 2014.

Dankeswort und Helfer

Ich möchte mich ganz herzlich bei allen bedanken, die an diesem Buch mitgewirkt haben. Insbesondere bei meinem ersten Hund Timmi und Frau Dr. Kobelt, die mich auf diesen Weg gebracht haben. Bei Susann Junge, Peter Bodenbach und Carola Gerloff – ihr habt mich auf meinem Weg in der tiergestützten Arbeit begleitet, unterstützt und Kraft gegeben. Dem Kynos Verlag möchte ich für die unkomplizierte Zusammenarbeit danken.

Vielen Dank auch an die fleißigen Korrekturleser Ines Möbius, Elisabeth Stadler und Kerstin Schramm.

Meike Heyer, herzlichen Dank für Dein gelungenes Vorwort.

Auch für die Ideen aus fremden Köpfen möchte ich mich bei Kerstin Paul, Susann Leumer, Anja Friese, Elisabeth Stadler, Ines Möbius, Meike Heyer, Sara Braune und Peggy Gerlach für den kreativen Austausch bedanken.

Ein großer Dank geht auch an alle Models! Diese sind oder waren alles aktive Besuchs- oder Therapiebegleithunde und sollten auch einen kleinen Einblick in die Rassevielfalt bei der tiergestützten Arbeit geben:

S. 15 Timmi (Cocker-Mischling)
S. 23 Kimba (Jack Russell Terrier)
S. 31 Tobi (Border-Collie-Mischling)
S. 41 Tobi (Border-Collie-Mischling)
S. 43 Malu (Beagle), Henry (Labrador Retriever)
S. 46 Hermann (Rhodesian Ridgeback), Tobi (Border-Collie-Mischling)
S. 47 Karo (Bouviermischling)
S. 57 Tobi (Border-Collie-Mischling), Stella (Labrador Retriever)
S. 67 Stella (Labrador Retriever)
S. 71 Larry (Alaskan Malamute)
S. 79 Karo (Bouviermischling)
S. 81 Lotte (Border-Collie-Collie-Mischling)
S. 85 Lenny und Diego (Golden Retriever)
S. 87 Sammy (Labrador Retriever), Balu (Goldendoodle), Ayoka

(Weißer Schäferhund)
S. 89 Tobi (Border-Collie-Mischling), Stella (Labrador Retriever)
S. 91 Willy (Berner Sennenhund), Rudi und Ronja (Working Kelpie), Lotte (Border-Collie-Collie-Mischling)
S. 93 Mika (Australian Shepherd), Kenai (Australian Shepherd), Isi (Border Terrier)
S. 95 Bonny (Berner Sennenhund)
S. 97 Sammy, Mila, Stella (Labrador Retriever) und ein namentlich unbekannter Border Collie
S. 101 Balu (Germanischer Bärenhund)
S. 105 Elsa (Hovawart-Schäferhund-Mischling)
S. 110 Lex (Sheltie),
S. 111 Diego (Golden Retriever)
S. 113 Mia (Mischling), Kolja (Deutsche Dogge-Husky-Mischling), Bonny (Berner Sennenhund)
S. 114 Lenny (Golden Retriever)
S. 117 Mira (Australian Shepherd), Bentley (Windhundmischling)
S. 123 Oskar (Zwergpudel)
S. 127 Lotte (Border-Collie-Colie-Mischling), Pepper (Zwergpinschermischling)
S. 131 Ayla (Dalmatiner), Alice (Jack Russell Terrier)
S. 135 Lenny (Golden Retriever)
S. 139 Fly (Australian Shepherd)
S. 140 Lotte (Border-Collie-Collie-Mischling)
S. 141 Emma (Flat-Coated-Golden Retriever-Mischling)
S. 147 Pepper (Zwergpinschermischling)
S. 148 Krümel (Bobtail)
S. 149 Shadow (Amerikanische Bulldogge)
S. 153 Drago (Labrador Retriever-Doggen-Mischling)
S. 154 Sammy (Labrador Retriever), Balu (Goldendoodle), Emma (Flat-Coated-Golden Retriever-Mischling)
S. 155 Gigolo (Jack Russell Terrier)
S. 157 Igor (Cotton de Tulear), Momo (Bobtailmischling), Balu (Goldendoodle)
S. 159 Karo (Bouviermischling)
S. 160 Drago (Labrador Retriever-Doggen-Mischling)
S. 161 Bobby (Schäferhund-Labrador-Boxer-Mischling)
S. 162 Karo (Bouviermischling)
S. 163 Charlotte (Deutsche Dogge-Bordeauxdogge-Mischling)
S. 165 Sina (Boxer)
S. 169 Nala (English Cocker Spaniel)
S. 171 Tobi (Border-Collie-Mischling)
S. 173 Tobi (Border-Collie-Mischling), Stella (Labrador Retriever)
S. 179 Pepper (Zwergpinscher mischling)
S. 183 Balu (Goldendoodle)

Literaturverzeichnis

Hier sind natürlich alle zitierten Bücher aufgelistet, aber auch Literatur und Links, welche interessant sind. Um den Überblick zu erleichtern, ist alles nach Themen eingeordnet:

Stand: 28.10.2021

Einen allgemeinen Überblick gebende Fachliteratur

Beetz A.; Riedel M.; Wohlfahrt, R. (2018): Tiergestützte Interventionen, Handbuch für die Aus- und Weiterbildung. Ernst Reinhardt Verlag, München.

Forschungskreis Heimtiere in der Gesellschaft: Magazin „Mensch&Tier" - Forschungskreis Heimtiere in der Gesellschaft (www.mensch-heimtier.de/magazin-menschtier.html) → kostenloser Download Publikation Mensch & Tier. Und Anmeldung zum kostenlosen Newsletter dieser Publikation: www.mensch-heimtier.de/magazin-menschtier/abonnieren.html

Greiffenhagen, S. (2007): Tiere als Therapie: Neue Wege in Erziehung und Heilung. Kynos Verlag, Nerdlen. (2011 neue Auflage)

Junkers, A. (2013): Tiergestützte Therapie. Der Hund als Co-Therapeut in der Ergotherapie. Schulz-Kirchner Verlag, Idstein

Kahlisch, A; Mengel I. (2017; 2. Auflage 2022): Ideenkiste Schulhund. Kynos Verlag, Nerdlen

Kahlisch Markgraf A.; Grünig T. (2018; 2. Auflage 2022) Hunde in Kita und Vorschule. Kynos Verlag, Nerdlen

Müller, A.C.; Lehari G. (2011): Der Therapiehund. Oertel & Spoerer Verlag, Reutlingen

Olbrich, E.; Otterstedt, C. (2003): Menschen brauchen Tiere. Grundlagen der Praxis der tiergestützten Pädagogik und Therapie. Franckh-Kosmos Verlag, Stuttgart

Otterstedt, C. (2001): Tiere als therapeutische Begleiter. Gesundheit und Lebensfreude durch Tiere – Eine praktische Anleitung. Franckh-Kosmos Verlag, Stuttgart

Otterstedt, C. (2007): Mensch und Tier im Dialog. Franckh-Kosmos, Stuttgart

Röger-Lakenbrink, I. (2006): Das Therapiehunde-Team. Ein praktischer Wegweiser. Kynos Verlag, Nerdlen

Schwarzkopf, A. (2015): Tiere in Einrichtungen des Gesundheitsdienstes und der Pädagogik. Eine Handreichung zur Planung Tiergestützter Therapie aus hygienischer Sicht, Institut Schwarzkopf GbR, Aura.

TVT (2018): http://www.tierschutz-tvt.de/merkblaetter.html#c136 Merkblatt für Hunde im sozialen Einsatz (kostenloser Download)

Vernooij M.; Schneider S. (2018): Handbuch der Tiergestützten Interventionen. Quelle & Meyer, Wiebelsheim.

Wohlfarth, R.; Mutschler, B. (2017): Praxis der hundegstützten Therapie: Grundlagen und Anwendung. Reinhardt Verlag, München

Pädagogische Bücher

Agsten, L (2013): Praxisbuch Hupäsch. Books on demand GmbH, Norderstedt.

Brauer, N.; Röthlisberger, M. (2010): Hund: 2./3. Klasse. Kopiervorlagen mit Lösungen, BRIGG Verlag.

Braun, A.; Kraushaar, S; Frey J.; Stubner A. (2007): Lesespatz – Guten Tag, kleiner Hund! / Lesetiger – Hundegeschichten. Loewe, Bindlach.

Eisenhuth, K. (2009): Auf die Plätze, fertig, wuff!!! Lustiges Lehrbuch vom richtigen Umgang mit Hunden.

Heens, C. (2002): OSKAR. Hanser, München, Wien.
Jablonowski, K.; Köse, C. (2012): Co-Pädagoge Hund. Kohl-Verlag, Köln.

Kahlisch, A. (2017/2018): Faszination Hund. Arbeitsmaterialien für den Sachkundeunterricht im 3. und 4. Schuljahr. Industrieverband Heimtierbedarf, ivh-online.de

Krowatschek,D; Theiling U. (2012): Geschichten von der Fly. Dortmund.

Koneczny, M. (2006): Hunde im Kindergarten. Borgmann Media, Dortmund.

Leopold; Slotta-Bachmayr (2011): Bello, der Schulhund. GG Verlag, Wien.

Nilson, U.; Eriksson E. (2013): Die besten Beerdigungen der Welt. Moritz Verlag, Frankfurt am Main.

VDH (2012): 12 Regeln für den Umgang mit Hunden (Broschüre und Brettspiel) unter http://www.vdh.de/home

Arbeit mit Senioren

Blinde, M. (2013): Alle lieben Archibald – Tiergeschichten zum Vorlesen in der Altenpflege. Vincentz.

Kahlisch, A. (2010): Tiergestützte Therapie in Senioren- und Pflegeheimen. Kynos Verlag, Nerdlen.

Kuratorium Deutsche Altershilfe (Hrsg.), (1998): Ein Plädoyer für die Tierhaltung in Alten- und Pflegeheimen. Argumente, Informationen, Beispiele, Tipps. Köln.

Otterstedt, C. (2013): Demenz – Ein neuer Weg der Aktivierung. Vincentz, Hannover.

Zoutewelle-Morris, S; Börger, H. (2013): Wenn es Schokolade regnet: 99 kreative Ideen für die Arbeit mit Menschen mit Demenz. Huber.

Sonstige Literatur

dejure.org: http://dejure.org/dienste/vernetzung/rechtsprechung?Gericht=VG%20Stuttgart&Datum=15.09.2005&Aktenzeichen=11%20K%202382/04

Glenk L. M. (2014): Salivary cortisol and behavior in therapy dogs during animal assisted interventions: A pilot study. Journal of Veterinary Behavior: Clinical Applications and Research.

Grundel, H. (2014): Notfallbuch für den Hund. Kynos Verlag, Nerdlen.

Gutensohn, S. (o. A.): Sprichwortbox. Vincentz, Hannover.

Hasting, J. (2007): dogs. Phaidon, London, New York.

Laurence, K. (2012): Lernspiele für Hunde. Kynos Verlag, Nerdlen.

Lenz, C. (2013): Hundespielzeug einfach selber machen. Ulmer Verlag, Stuttgart.

Nack, F. (2013): Facharbeit zur Therapiehundeausbildung. Brandenburg.

Nemeth, M. (2017): Beschwichtigen, Drohen oder nur Spielen? Die Signale des Hundes richtig deuten. Oertel und Spörer Verlag, Reutlingen

Ray, M.; Harding, J. (2008): Dog Tricks. Kynos Verlag, Nerdlen.

Rotter, K. (2013): Das mach ich selbst für meinen Hund. Christophorus Verlag, Freiburg.

Rütter, M. (2011): Mein Hundequiz. Kosmos Verlag, Stuttgart.

Schöps, M. (2010): Meine Kekse!. Kynos Verlag, Nerdlen.

Schöps, M.; Schöps J. (2013): Selbst gemacht – Nützliches und Kreatives für meinen Hund. Kynos Verlag, Nerdlen.

Susy Utzinger Stiftung für Tierschutz: http://www.susyutzinger.ch/de/aktivitaeten/broschueren-und-plakate/erste-hilfe-fuer-hund-und-katze/

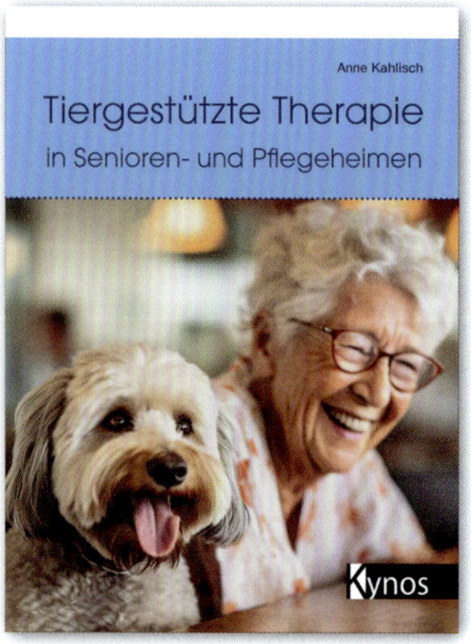

– Erweiterte und überarbeitete Neuauflage 2023 –

Anne Kahlisch

Tiergestützte Therapie in Senioren- und Pflegeheimen

Ein Wegweiser mit Praxisbeispielen für Besuchshundeteam

Die wohltuende Wirkung von Hunden auf Psyche und Körper alter Menschen ist hinlänglich bekannt und wissenschaftlich belegt, oft fehlt es aber an konkreten Ideen und Anleitungen für die praktische Umsetzung. Dieses Buch schließt die Lücke mit Anregungen für sofort umsetzbare Gruppenaktivitäten, Spiele und Einzelübungen je nach medizinischer Indikation und Situation der Bewohner

Flexicover, 216 Seiten
ISBN 978-3-95464-304-2

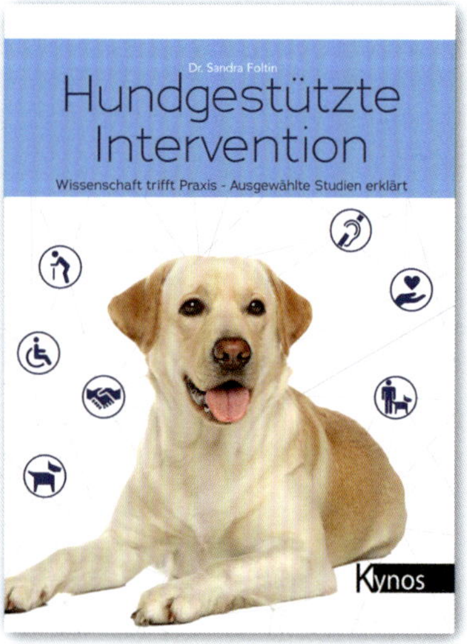

Dr. Sandra Foltin

Hundgestützte Intervention

Wissenschaft trifft Praxis – Ausgewählte Studien erklärt

Viele Studien erforschen das Wohlbefinden des Menschen durch den tiergestützten Einsatz, aber nur wenige befassen sich mit dem Wohlbefinden des Hundes, der bei seiner Aufgabe oft immensen Belastungen ausgesetzt ist. In diesem Buch werden aktuelle Studien vorgestellt, deren Ergebnisse praxisrelevant für alle in der hundgestützten Intervention Arbeitenden sind, aber auch im „ganz normalen“ Leben wichtige Informationen für unser Zusammenleben mit unseren Begleitern vermitteln. Übersichtlich zusammengefasst nach Themenbereichen wie Auswahl und Aufzucht, Bindung des Mensch-Hund-Teams, Stressbelastung, Qualität der Ausbilduing und vieles mehr.

Hardcover, 352 Seiten
ISBN 978-3-95464-284-7

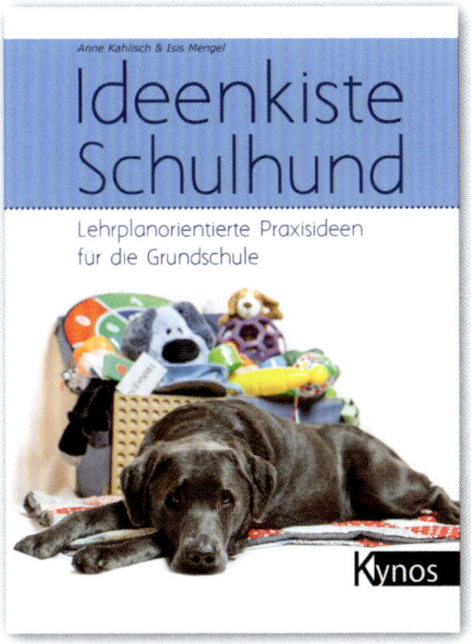

Anne Kahlisch & Isis Mengel

Ideenkiste Schulhund

Lehrplanorientierte Praxisideen für die Grundschule

Pädagogen, die ihren Hund mit in die Schule nehmen, sind keine Seltenheit mehr. Mit der Zahl an Schulhunden hat in den letzten Jahren auch die Anerkennung und Professionalisierung der hundegestützten Pädagogik zugenommen.
Es gibt mittlerweile eine Reihe von Fachbüchern zum theoretischen Hintergrundwissen des Einsatzes, Literatur mit Praxisideen hingegen findet sich noch sehr selten.
Dieses Buch liefert nicht nur am Lehrplan der Grundschule orientierte Ideen für die hundegestützte Förderung, sondern auch Anregungen für die Arbeit im Bereich der Frühförderung, der Förderschule und zum Teil auch der weiterführenden Schulen.

Flexicover, 232 Seiten
ISBN 978-3-95464-136-9

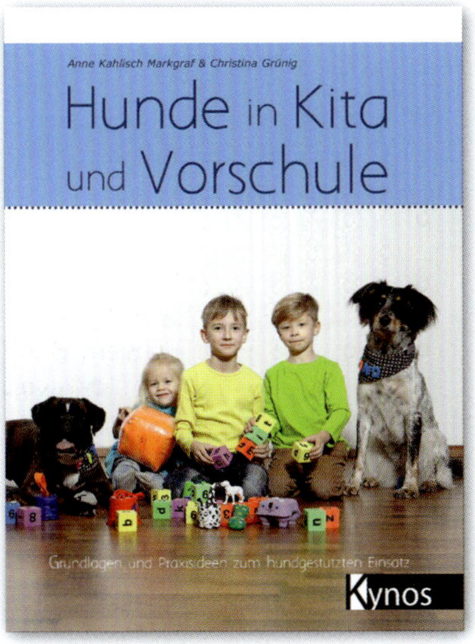

Anne Kahlisch Markgraf & Christina Grünig

Hunde in Kita und Vorschule

Grundlagen und Praxisideen zum hundgestützten Einsatz

Dieses Buch gibt einen ausführlichen theoretischen Einblick in die hundegestützte Arbeit mit Klein- und Vorschulkindern, Grundvoraussetzungen für den Einsatz und viele praktische Tipps zum Start. Weiterhin werden Praxisideen zu allen wichtigen Vorläuferkompetenzen wie Motorik, Wahrnehmung, Pränumerik, Sprache, phonologische Bewusstheit und Sozialkompetenz aufgezeigt.

Flexicover, 232 Seiten
ISBN 978-3-95464-169-7